Prof. Dr. med. Thorsten Feldkamp
Elisabeth Lange

Bluthochdruck

Der natürliche Weg:
Blutdruck senken ohne Medikamente

Werte natürlich senken und Risiken vermeiden

KOPP VERLAG

1. Auflage Juni 2018
2. Auflage März 2019
3. Auflage April 2021
4. Auflage Dezember 2024

Lektorat: Thomas Mehner
Satz und Layout: Opus Verum, München
Umschlaggestaltung: Christine Ibele

ISBN: 978-3-86445-580-3

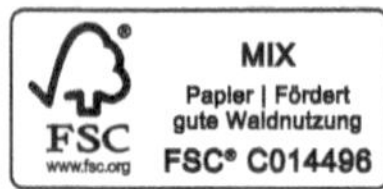

Gerne senden wir Ihnen unser Verlagsverzeichnis.

Kopp Verlag
Bertha-Benz-Straße 10
D-72108 Rottenburg
E-Mail: info@kopp-verlag.de
Tel.: (0 74 72) 98 06-10
Fax: (0 74 72) 98 06-11

Unser Buchprogramm finden Sie auch im Internet unter:
www.kopp-verlag.de

Inhalt

Medizin

Die Gesundheit fördern und erhalten

1 | Nutz Deine Heilungschancen!

Hoher Blutdruck ist natürlich nicht erfreulich. Aber bei keiner anderen Erkrankung kann man so viel selbst für sich tun wie bei dieser. Es gilt also, alle Möglichkeiten auszunutzen. **Chance eins:** Zusammen mit dem Arzt prüfen, ob sich eine konkrete Ursache für den Anstieg des Drucks finden lässt. Dann winkt echte Heilung. **Chance zwei:** Auf einen gesünderen Lebensstil umsteigen und – falls dann noch nötig – verordnete Medikamente artig nehmen. **Chance drei:** Alles tun, um die bedrohlichen Spätfolgen des hohen Blutdrucks zu verhindern.

Für alle, die es genauer wissen möchten

Welche Form von Bluthochdruck plagt mich?

Hochdruck ist Hochdruck? Nein, keineswegs! Es gibt Formen, die ganz plötzlich auftreten, solche mit einer guten Heilungschance und andere, sehr verbreitete, die einen lange begleiten, oft genug lebenslänglich. Ärzte unterscheiden zwischen

Primärer oder Essenzieller Hypertonie: Diese Form des hohen Blutdrucks entsteht schleichend ohne auf Anhieb erkennbare Ursachen. Etwa 90 Prozent der Betroffenen leiden unter dieser diffusen Variante des Bluthochdrucks.

Sekundärer Hypertonie: Hier entsteht der Bluthochdruck als Folge einer anderen Erkrankung oder durch schädigende Substanzen wie etwa Drogen, Medikamente oder Genussgifte (siehe »Übersicht« Seite 12 bis 17).

Ist der Bluthochdruck primärer oder sekundärer Natur? Das ist die erste und wichtigste Frage, die man als Patient seinem Arzt stellen kann. Beim primären Bluthochdruck können viele Lebensumstände eine Rolle spielen. Dazu gehören …

- Ernährungsfehler,
- eine Veranlagung, die familiär bedingt ist,
- Dauerstress,
- höheres Alter,
- Bewegungsmangel,
- Diabetes und
- kaum zu glauben – auch ein niedriges Geburtsgewicht. Dieses kann viele Jahre später den hohen Blutdruck mit auslösen.

Heißt die ärztliche Diagnose »Primäre Hypertonie«, also Bluthochdruck unbekannter Herkunft, lohnt es sich, ernsthaft auszuprobieren, welche der vielen Ratschläge auf den nächsten Seiten einem persönlich guttun und den Blutdruck wieder senken. Sollte es damit nicht klappen oder liegt der Blutdruck mit über 140 zu 90 mmHg (Millimeter Quecksilbersäule) dauerhaft sehr hoch, helfen Medikamente. Sie können die Folgen des erhöhten Blutdrucks abmildern oder verhindern, sie verbessern die Lebensqualität und verlängern das Leben. Um auf Nummer sicher zu gehen, empfehlen Fachleute vor allem solche Medikamente, die neben der blutdrucksenkenden Wirkung auch das Auftreten von Folgeerkrankungen wie Herzinfarkt, Schlaganfall,

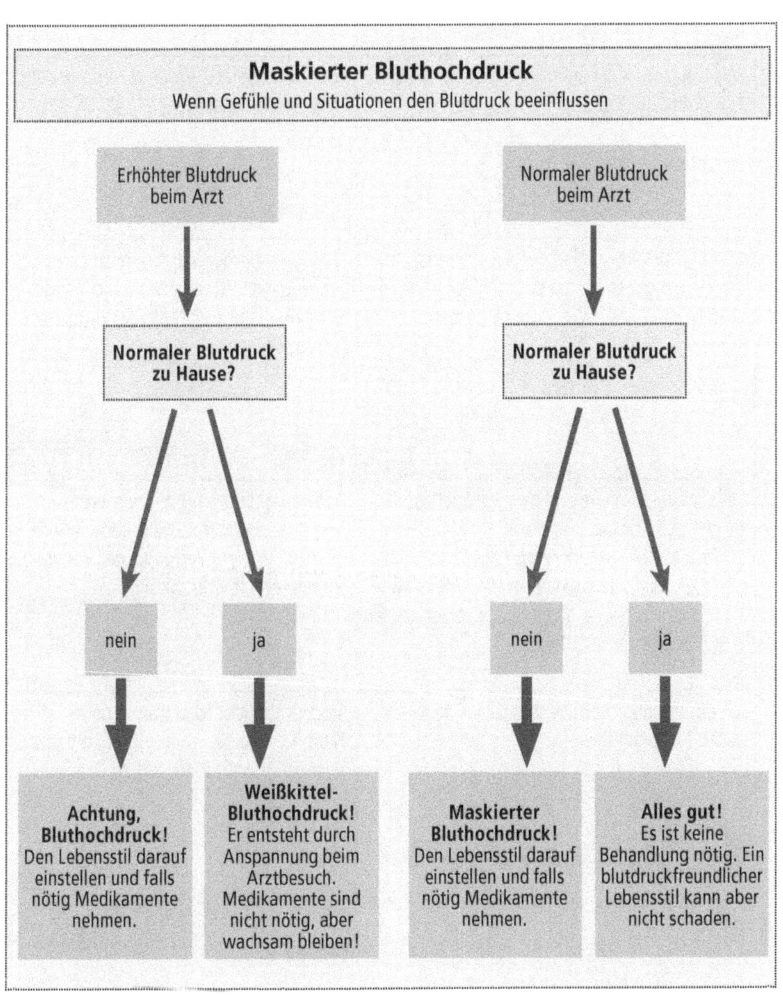

Übersicht: Wenn der Blutdruck plötzlich steigt

Was kann ich selbst feststellen?	Welche Krankheit könnte es sein?
Mein Urin ist rötlich gefärbt. Ich muss häufiger als sonst Wasser lassen – besonders nachts. Ich bin blasser als sonst und habe Schwellungen (Wassereinlagerungen) um die Augen oder an den Beinen. Ich bin oft müde, mein Bauch hat sich vorgewölbt.	Solche Beschwerden deuten auf eine akute oder chronische Nierenerkrankung oder auf Nierenzysten hin.
Mein Blutdruck ist sehr hoch und kann durch Medikamente kaum beeinflusst werden.	Die Nierengefäße könnten verengt sein (Nierenarterienstenose).
Meine Muskeln sind schwach und verkrampfen sich, mein Herz rast und schlägt unregelmäßig. Ich muss häufig Wasser lassen.	Die Beschwerden sprechen für eine Störung oder für einen Überschuss an Hormonen zur Regelung der Blutsalze (Morbus Conn).
Ich schlafe schlecht und bin tagsüber müde, nicke auch am Tag ungewollt ein (Sekundenschlaf). Meine Angehörigen sagen, dass ich nachts heftig schnarche und dass mein Atem häufig stockt (siehe Seite 133, Kapitel: »Senk den Blutdruck im Schlaf«).	Atemaussetzer können mehrere Minuten andauern. Diese sogenannte obstruktive oder zentrale Schlafapnoe ist eine ernste Erkrankung.
Ich zittere, und mein Herz rast. Ich habe akute Bauchschmerzen.	Solche Beschwerden können auf Nebenwirkungen durch Medikamente oder auf Vergiftungen durch Drogen hinweisen.

Wann sollte gesucht werden?	Welche Checks helfen bei der Diagnose?	Was kann man tun?
– Wenn Nierenkrankheiten in der Familie bekannt sind. – Wenn man oft oder regelmäßig Schmerzmittel nimmt. – Wenn sich Nieren- oder Harnwegsinfektionen häufen.	– Ultraschall der Nieren – Urinuntersuchungen – Blutuntersuchungen zur Funktion der Niere	Am besten stellt man sich bei einem Facharzt für Nieren- und Hochdruckkrankheiten vor, damit er die zugrunde liegende Nierenkrankheit behandelt.
– Wenn bereits in jungen Jahren ein Hochdruck entsteht. – Wenn über dem Bauch Strömungsgeräusche zu hören sind.	– Ultraschall der Nieren und der Nierengefäße – Computertomografie oder Kernspinaufnahme der Nierengefäße	Ein Facharzt für Nieren- und Hochdruckkrankheiten prüft die Situation. Unter Umständen können die Nierengefäße aufgedehnt werden.
– Wenn der Blutdruck mit Medikamenten nicht kontrollierbar ist. – Wenn der Betroffene im jungen Alter (unter 40 Jahre) einen Schlaganfall erlitten hat.	– Bluttests zeigen, ob die Nebennieren zu viel vom Hormon Aldosteron herstellen. – Eine Computertomografie und/oder ein MRT des Bauches sichern die Diagnose.	Ein Medikament einnehmen, das die Wirkung des Aldosteron bremst (Aldosteron-Antagonisten). Falls ein Tumor die Hormone produziert, muss er entfernt werden.
– Wenn der Betroffene übergewichtig ist. – Wenn der Blutdruck mit Medikamenten nicht kontrollierbar ist.	– Untersuchung durch einen Schlafmediziner – Test im Schlaflabor	Normales Körpergewicht anstreben. Ein Atemgerät mit einer Schlafmaske verbessert die Versorgung mit Sauerstoff und verhindert Atemaussetzer.
Wenn große Mengen Koffein, Nikotin, Alkohol, Kokain, Amphetamine, Schmerzmittel oder Hormonpräparate konsumiert wurden.	Mit Labortests herausfinden, welche Substanzen im Spiel sind. Drogen-Screening und ausführliche Beratung des Patienten.	Falls ein Medikament die Beschwerden auslöst, sofort absetzen. Drogeneinnahme stoppen, auf Alternativpräparate ausweichen, zum Beispiel bei Schmerzmitteln.

Übersicht: Wenn der Blutdruck plötzlich steigt

Was kann ich selbst feststellen?	Welche Krankheit könnte es sein?
Ich zittere, bin blass, schwitze und leide unter Herzrasen. Zusätzlich habe ich häufig Kopfschmerzen und ungewollt an Gewicht verloren. Manchmal wird mir beim Aufstehen schwindelig.	Hinter Blutdruckkrisen mit solchen körperlichen Anzeichen könnte ein meistens gutartiger Tumor des Nebennierenmarks (Phäochromozytom) stecken.
Mein Aussehen verändert sich, ich bekomme ein Mondgesicht, an Leib und Nacken wachsen Fettpolster. Meine Haut blutet leicht und bekommt Streifen. Meine Muskeln werden schwächer. Frauen entdecken eine abnorme Behaarung (Hirsutismus).	Die deutlichen Veränderungen am Körper sprechen für eine Störung oder Überproduktion von Kortison (Morbus Cushing).
Ich habe eine trockene Haut, leide an Verstopfung, nehme ungewollt zu und fröstle schnell.	Dahinter könnte sich eine Unterfunktion der Schilddrüse verbergen.
Ich habe eine warme Haut, zittere, schwitze viel und leide an Herzrasen. Ich schlafe schlecht, habe Durchfall und ungewollt Gewicht verloren. Zusätzlich sind meine Muskeln schwach.	Das könnten Anzeichen für eine Überproduktion von Schilddrüsenhormonen sein.
Ich habe häufig Kopfschmerzen und leide sehr an kalten Füßen.	Die große Körperschlagader könnte an einer bestimmten Stelle verengt sein.
Im Gewebe sammelt sich Flüssigkeit an. Ich leide unter Schwächeanfällen, kurzzeitigen Lähmungen und an Herzklopfen.	Hier geht es nicht um eine Krankheit, sondern um den Effekt von Genussmitteln, die den Blutdruck dramatisch erhöhen können und das Herz belasten.

Wann sollte gesucht werden?	Welche Checks helfen bei der Diagnose?	Was kann man tun?
Wenn eine seltene familiäre Nerven- und Drüsenerkrankung vermutet wird (multiple endokrine Neoplasien).	Computertomografie oder Magnetresonanztomografie (MRT) des Bauches	Den hormonproduzierenden Tumor entfernen.
– Wenn der/die Betroffene Kortison einnimmt. – Wenn plötzlich eine Zuckerkrankheit oder eine Osteoporose auftritt.	– Urinuntersuchungen – Blutuntersuchungen zum Nachweis der gestörten Hormonausschüttung	Den hormonproduzierenden Tumor entfernen.
Wenn die Schilddrüse operiert wurde.	– Bluttests, die zeigen, ob zu wenige Hormone produziert werden. – Sonografie der Schilddrüse	Einnahme von Schilddrüsenhormonen
Wenn der Hals dicker wird (Struma) und/oder die Augen stärker hervortreten.	– Bluttests, die zeigen, ob zu viele Hormone produziert werden. – Sonografie der Schilddrüse	Behandlung der Schilddrüsenerkrankung mit Tabletten oder durch Bestrahlung (Radio-Jod)
Wenn der Blutdruck an den Beinen niedriger ist als an den Armen. Auch ungewöhnliche Herzgeräusche und zurückliegende Operationen an großen Blutgefäßen oder am Herzen liefern Hinweise.	Computertomografie oder Magnetresonanztomografie (MRT) der Brust	Unter Umständen muss die Verengung der großen Körperschlagader chirurgisch behoben werden.
Überprüfen, ob eine Vorliebe für Kautabak oder für starke Lakritzsorten (Salzlakritz) vorliegt. Enthalten sie pro 100 g mehr als 400 mg des Stoffs Glycyrrhizin, stehen Warnhinweise auf der Verpackung.	– Nach Genussmitteln fragen – Laborwerte überprüfen – Niedrige Kaliumspiegel sprechen für Hochdruck durch Lakritz oder Kautabak-Konsum.	Das Verhalten ändern. Vor allem, wenn bereits vorher ein erhöhter Blutdruck vorhanden war, auf die Genussmittel komplett verzichten.

Übersicht: Wenn der Blutdruck plötzlich steigt

Was kann ich selbst feststellen?	Welche Krankheit könnte es sein?
Seit ich schwanger bin, steigt mein Blutdruck. Im Körper und/oder im Gesicht sammelt sich Flüssigkeit an, ich habe starke Kopfschmerzen.	Ein durch Schwangerschaft ausgelöster Hochdruck, im schlimmsten Fall eine Präeklampsie (Gestose).
Eigentlich bin ich ausgewachsen, aber plötzlich wachsen Füße oder Hände, sie werden größer. Ich leide an Sehstörungen. Meine Behaarung verändert sich, meine Periode (bei Frauen) bleibt aus.	So könnte sich eine seltene erbliche beziehungsweise nicht-erbliche Erkrankung zeigen, die mit einer Störung der Hormonproduktion einhergeht.
Ich fühle mich sehr schlecht, habe Sehstörungen und kleine, nicht wegdrückbare Flecken auf der Haut.	Seltene erbliche Erkrankung mit einem Defekt in der Immunabwehr (Thrombotische Mikroangiopathie).

Wann sollte gesucht werden?	Welche Checks helfen bei der Diagnose?	Was kann man tun?
Wenn die Schwangere schon vor der Schwangerschaft an hohem Bluthochdruck, einer Zucker- oder Nierenkrankheit litt. Oder wenn sich bei einer früheren Schwangerschaft bereits beim Schwangerschafts-Screeening ein Anstieg des Blutdrucks zeigte.	– Urinuntersuchungen – Blutuntersuchungen zur Funktion der Niere – Ultraschalluntersuchung in Hinblick auf die Durchblutung der Gebärmutter – Bestimmung von Risikomarkern im Blut	Enge Betreuung durch einen Facharzt für Gynäkologie, der in der Betreuung dieser Schwangerschaftskomplikation erfahren ist. Eventuell verordnet der Frauenarzt Acetylsalicylsäure (Aspirin 75–150 mg/Tag). Oft ist eine frühzeitige Einweisung in die Klinik angebracht oder die Betreuung in einem Perinatalzentrum.
Wenn zusätzlich zu den Beschwerden eine Störung des Zuckerstoffwechsels auftritt.	– Umfassende Hormonbestimmung in Blut und Urin – Genanalyse	Unbedingt bei einem Nierenfacharzt vorstellen. Diese Erkrankungen sind selten, deshalb kennen sich nur wenige Ärzte damit aus. Gebraucht wird eine präzise Diagnose und eine gezielte Therapie. Gegebenenfalls im Internet nach spezialisierten Therapieeinrichtungen suchen.
– Wenn bereits in jungen Jahren ein Hochdruck entsteht. – Der Bluthochdruck mit einem Zerfall der Blutzellen (Erythrozyten) einhergeht. – Bei Nierenschäden und einer Verringerung der Blutplättchen.	– Blut- und Urinuntersuchungen – Genanalyse	Unbedingt einen Spezialisten (Nierenfacharzt, Facharzt für Bluterkrankungen) aufsuchen. Diese Erkrankungen sind selten, wenige Ärzte kennen sich damit aus. Gebraucht wird eine präzise Diagnose und eine gezielte Therapie. Evtl. im Internet nach Therapieeinrichtungen suchen.

Herz- oder Nierenschwäche verhindern (siehe Seite 69 Kapitel »Zu Risiken und Nebenwirkungen frag den Arzt!«).

Sekundärer Bluthochdruck erfordert Detektivarbeit

Etwa jeder Zehnte leidet unter einer konkreten Erkrankung, die seinen Bluthochdruck auslöst. Mediziner nennen diese Form »sekundär«. Typisch dafür: Der Druck in den Adern steigt, weil eine andere Krankheit dahintersteckt. Findet der Arzt die zugrunde liegende Ursache und kann sie beheben, ist diese Form wirklich heilbar – im Unterschied zu der primären Form, bei der man nur die Symptome behandelt. Eine gute Diagnostik ist also von immenser Bedeutung! Der Arzt kann hier nicht nur den hohen Druck senken, sondern auch die vielfältigen Auswirkungen der zugrunde liegenden Erkrankung behandeln und dem Betroffenen damit ein besseres Leben schenken. Es lohnt sich also, in der Übersicht auf Seite 12 bis 17 nachzulesen, welche Beschwerden auf einen sekundären Bluthochdruck hindeuten. Wer den Verdacht hegt, dass er unter einer komplexen Erkrankung leidet, die seinen Hochdruck auslöst, stellt sich am besten in einem spezialisierten Zentrum für arterielle Hypertonie vor. Dort findet er versierte Ärzte, die sich auskennen und genügend Erfahrung haben.

Der Ursache meines Hochdrucks auf den Grund gehen

Bei Patienten mit besonderen Risiken oder Befunden hat der Bluthochdruck häufig sekundäre Ursachen. Ärzte schauen dann noch aufmerksamer hin und veranlassen aufwendigere Untersuchungen, um herauszufinden, was dahintersteckt. Denn Menschen mit einem solchen gesundheitlichen Hintergrund leiden häufiger an Folgeschäden oder Komplikationen. Sie sollten vom Arzt engmaschig überwacht werden.

Was überprüft der Arzt?

- Gibt es Hochdruck auslösende Erkrankungen (siehe »Übersicht« Seite 12 bis 17)?

- Ist der Hochdruck schon im Alter von unter 30 Jahren entstanden?
- Könnten Medikamente, Genussgifte oder Drogen den Hochdruck auslösen?
- Sind bereits Nierenerkrankungen bekannt?
- Hat der Betroffene sehr hohe Blutdruckwerte von über 180 zu 110 mmHg?
- Lässt sich der Hochdruck auch mit mehreren Medikamenten kaum senken?
- Gibt es Hinweise aus der Familiengeschichte?
- Sind bereits Schäden an Organen wie Augen, Herz oder Niere entstanden?

Achtung Spätfolgen!

Den Kopf in den Sand zu stecken, hilft nicht. Man muss sich damit auseinandersetzen, dass ein Leiden, von dem man zunächst einmal nichts sieht und auch nichts spürt, einen trotzdem auf Dauer immer kränker machen kann. Hoher Blutdruck kann viele Organe schädigen. Folgen wie Herzinfarkt, Schlaganfall, Herz- oder Nierenschwäche sind nicht selten. Will man sie vermeiden, werden ärztliche Untersuchungen wie zum Beispiel Labortests oder Ultraschalluntersuchungen fällig. Die Ergebnisse bestimmen dann die weitere Therapie. So gilt etwa, dass Menschen mit einem Herzrisiko durch Medikamente schneller und auf niedrigere Blutdruckwerte eingestellt werden müssen als andere. Kennt der Arzt die Begleiterkrankungen, weiß er, welche Blutdruckmittel im Einzelfall besonders nützlich sind. Oft genug leidet ein Mensch unter weiteren Erkrankungen, die an seinen Gefäßen nagen. Mal sind der Zucker- oder der Fettstoffwechsel gestört, mal arbeiten die Nieren nicht richtig, oder der Hochdruckkranke hat beispielsweise eine Autoimmunerkrankung wie etwa Lupus erythematodes, die seine Niere zusätzlich belastet. Das Ausmaß des Schadens zeigt dem Arzt, was er tun muss.

Folgekrankheiten vermeiden heißt das wichtige Ziel der Bluthochdrucktherapie!

Wenn die Alarmglocken läuten

Menschen, die ab und zu einen sehr hohen Blutdruck von über 180 zu 120 mmHg erleiden, brauchen unbedingt ärztliche Hilfe. Wer solch einen plötzlichen, rapiden Blutdruckanstieg bemerkt und sich dabei schlecht fühlt, sollte nicht zögern, den Notarzt (Telefonnummer 112) zu rufen. Es könnte sich um eine gefährliche Herz-Kreislauf-Krise handeln – mit dem Risiko, einen Schlaganfall, einen Herzinfarkt oder ein akutes Herzversagen zu erleiden.

Warnzeichen

Nicht lange zögern, falls bei plötzlichen Extremwerten …

- Übelkeit aufsteigt, man sich benommen fühlt,
- der Brustkorb eng wird oder dort brennende Schmerzen auftreten,
- der Atem knapp wird oder Schwindel auftritt,
- sich das Sehvermögen verschlechtert, Bilder zu verschwimmen beginnen,
- einen plötzlich starke Kopfschmerzen peinigen und/oder die Nase blutet,
- anwesende Personen plötzlich Lähmungen oder Sprachstörungen beobachten.

Glücklicherweise kommen solche schweren Fälle selten vor. Experten schätzen, dass nur 1 Prozent der Kranken so eine Bluthochdruckkrise erleidet. Gefährdet sind vor allem Patienten, die eine große Anzahl von Blutdruckmitteln verschrieben bekommen haben und diese nicht wie verordnet einnehmen.

Schwangerschaftsrisiken: Hochdruck und Präeklampsie

Bei einem kleinen Teil der Frauen erhöht sich während der Schwangerschaft der Blutdruck. Geschieht dies vor der 20. Woche, ist es wahrscheinlich, dass der Blutdruck schon vor der Schwangerschaft erhöht war. Er lässt sich dann in der Regel gut behandeln. In der Zeit danach deuten erhöhte Werte auf einen mit der Schwangerschaft verbundenen Hochdruck hin. Falls er über 140 zu 90 mmHg liegt und die Schwangere vorher einen normalen Blutdruck hatte, könnte womöglich sogar eine Präeklampsie vorliegen. Das ist eine der gefährlichsten Komplikationen in einer Schwangerschaft. Sie bedroht Mutter und Kind gleichermaßen und führt sehr oft zu einer Frühgeburt. Typisch sind folgende Anzeichen: Bluthochdruck, die Schwangere scheidet Eiweiß über den Urin aus und es sammelt sich Flüssigkeit im Körper an (Ödeme). Etwa 2 bis 4 Prozent der Schwangeren entwickeln diese ernste Erkrankung. Wie eine Präeklampsie genau entsteht, ist noch nicht ganz klar, vermutet wird eine Fehlfunktion der Plazenta.

In der Schwangerschaft gesund bleiben

- Eine Präeklampsie ist kaum vorherzusagen. Also in der Schwangerschaft alle Vorsorgeuntersuchungen wahrnehmen, keine ausfallen lassen.
- Wurde bereits ein frühes Stadium einer Präeklampsie festgestellt, werden zusätzliche Checks nötig, die in der Regel nur im Krankenhaus möglich sind.
- Eine Präeklampsie kann sich schnell entwickeln. Es geht dabei gleich um das Wohl von zwei Menschen: Also unbedingt auf den Rat des Arztes hören.
- Behandelnde Ärzte sofort informieren, wenn sich zwischen zwei Vorsorgeterminen Anzeichen wie etwa heftige Kopfschmerzen, schlechteres Sehvermögen, Erbrechen oder Schmerzen im Oberbauch zeigen. Ein extremes Warnsignal: Bewusstseinstrübung, Rastlosigkeit, gefolgt von Krampfanfällen. Das ist unbedingt ein Fall für den Notarzt (Telefonnummer 112).
- Eine Entbindung führt zur Heilung der Präeklampsie. Je länger das Kind im Bauch der Mutter bleibt, desto größer ist seine Überlebenschance bei der Geburt. Eine vorzeitige Entbindung wird nötig, wenn das Risiko für Mutter und Kind zu stark ansteigt, wenn also die Organe des Kindes nicht gut durchblutet werden, das Baby

nicht gedeiht und der Mutter wegen des erhöhten Blutdrucks eine Hirnblutung droht.

- Bilden sich bei der Mutter die Symptome nicht innerhalb der folgenden Tage nach der Entbindung zurück, sollten auch andere Erkrankungen von Niere, Leber oder Blut in Erwägung gezogen werden.
- Frauen mit dieser Erkrankung sollten in spezialisierten Perinatalzentren behandelt werden.

2 | Prüf Deine Werte, auch wenn Du rein gar nichts spürst!

Bluthochdruck bereitet seine Anschläge auf Leib und Leben in aller Stille vor. Wäre er so schmerzhaft wie eine entzündete Zahnwurzel, würden wir alles tun, um die Plage so schnell wie möglich loszuwerden. Doch den Druck des Blutes in unserem Inneren spüren wir kaum. Menschen mit zu hohen Werten fühlen sich sogar lange Zeit besonders fit, sind eher weniger müde als andere und im Job oft super engagiert. Viele ahnen nichts vom Zeitzünder, der in ihren Adern tickt. Schlimmstenfalls ist der urplötzliche Tod, aus heiterem Himmel, das allererste Symptom.

Für alle, die es genauer wissen möchten

Wenn der Druck steigt

Der Schlüssel zu einem langen, gesunden Leben liegt in der Kontrolle. Weil man von zu hohen Werten nichts spürt, muss man frühzeitig messen! Immer wieder und möglichst genau. Denn hoher Blutdruck überfordert das Herz, lässt Entzündungen in den Wänden der Arterien aufflackern, kann Blutungen im Gehirn auslösen und die Nieren zerstören. Nur wenn man ihn in Schach hält, schützt man sich vor Spätfolgen.

Bluthochdruck kann von der Kindheit bis ins hohe Alter wirklich jeden ereilen: Kinder, Schwangere und Greise, Hektiker und äußerlich Gelassene. Dünne manchmal, Dicke häufig. Selbst junge Menschen in der Altersgruppe von 25 bis 34 Jahren sollten ihren Blutdruck gelegentlich prüfen – vor allem, wenn sie Anzeichen spüren wie Schwindel, Ohrensausen, Herzklopfen, Schlafstörungen, Nasenbluten oder morgendlich im Hinterkopf auftretende Schmerzen.

Mit dem Alter schwillt das Risiko an. Was also tun? Mindestens ein- bis zweimal pro Jahr den Blutdruck kontrollieren! Ältere Menschen sollten dies sogar noch häufiger tun. Wer deshalb nicht gleich einen Termin bei seinem Arzt vereinbaren möchte, fragt den Apotheker. Der tut einem den Gefallen einfach so oder verlangt eine geringe Schutzgebühr. Wenn man ein paar Pfunde zu viel auf die Waage bringt oder der hohe Druck in der Familie liegt, kauft man sich am besten ein Gerät zum Selbstmessen. Das kostet nicht die Welt, ist vielleicht nicht immer extrem genau, gibt aber beim regelmäßigen Messen gute Anhaltspunkte. Liegen die Werte immer wieder höher als 135 zu 85 mmHg, ist ein Arztbesuch fällig. Wer zu unterschiedlichen Zeiten misst, wird feststellen: Mein Blutdruck ist variabel, er schwankt von Tag zu Tag und

> Akribische eigene Messungen mit einem verlässlichen Gerät sind gemeinsam mit ärztlichen Messungen die Basis einer gezielten Diagnose.

Blutdruck Normalwerte

- Kleinkinder: 95/60 mmHg
- Schulkinder (6.–9. Lebensjahr): 100/60 mmHg
- Schulkinder (9.–12. Lebensjahr): 110/70 mmHg
- Jugendliche und Erwachsene: unter120/80 mmHg
- Alte Menschen: 130/80 mmHg

Ist mein Blutdruck zu hoch?

- Leichter Bluthochdruck: 130/80 bis 139/89 mmHg
- Starker Bluthochdruck: über 140/90 mmHg
- Bedrohlicher Bluthochdruck: über 180/110 mmHg

von Stunde zu Stunde, weil er sich an die Anforderungen des Körpers und der Umwelt anpasst. Die Zeitgeber im Inneren unserer Zellen bestimmen den Blutdruck im sogenannten zirkadianen Rhythmus, also im Wechsel von Tag und Nacht. Morgens zwischen 8 und 9 Uhr erreicht er einen ersten Gipfel, mittags fällt er ein bisschen ab, und spätnachmittags zwischen 16 und 18 Uhr steigt er auf ein neues Tageshoch. Am niedrigsten ist der Blutdruck, wenn wir schlafen oder ausruhen. In die Höhe schnellt er, wenn wir uns aufregen oder uns körperlich anstrengen. Um sich ein klares Bild zu machen, benötigt der Arzt möglichst viele Messwerte. Wer ihm bei der Diagnose helfen möchte, misst regelmäßig unter den gleichen Bedingungen.

Zum Selbstmessen steht heute eine Vielzahl von Geräten zur Verfügung. Die Stiftung Warentest publiziert regelmäßig Bewertungen, auch am Siegel der deutschen Hochdruckliga kann man sich orientieren. Wer sich bei der Handhabung des Geräts unsicher fühlt, bittet den Arzt oder die Arzthelferin um eine Einführung. Sämtliche Geräte müssen regelmäßig alle 2 Jahre überprüft und geeicht werden. Dafür am besten beim Apotheker oder beim Fachgeschäft nachfragen, wo das Gerät gekauft wurde. Sonst beim Eichamt anrufen.

Jedes Gerät zeigt zwei Werte an, zum Beispiel 120 zu 80 oder 130 zu 90. Als Maßeinheit des Drucks dient Millimeter Quecksilbersäule (mmHg). Der Wert zeigt, wie viel Kraft pro Fläche auf ein Blutgefäß einwirkt. Den höheren, zuerst genannten Wert nennen Ärzte den systolischen Blutdruck. Er wird gemessen, während das Herz Blut in die Schlagadern pumpt. Den niedrigeren Wert, den diastolischen Blutdruck, zeigt das Gerät an, wenn sich die Herzkammern entspannen und wieder mit Blut füllen.

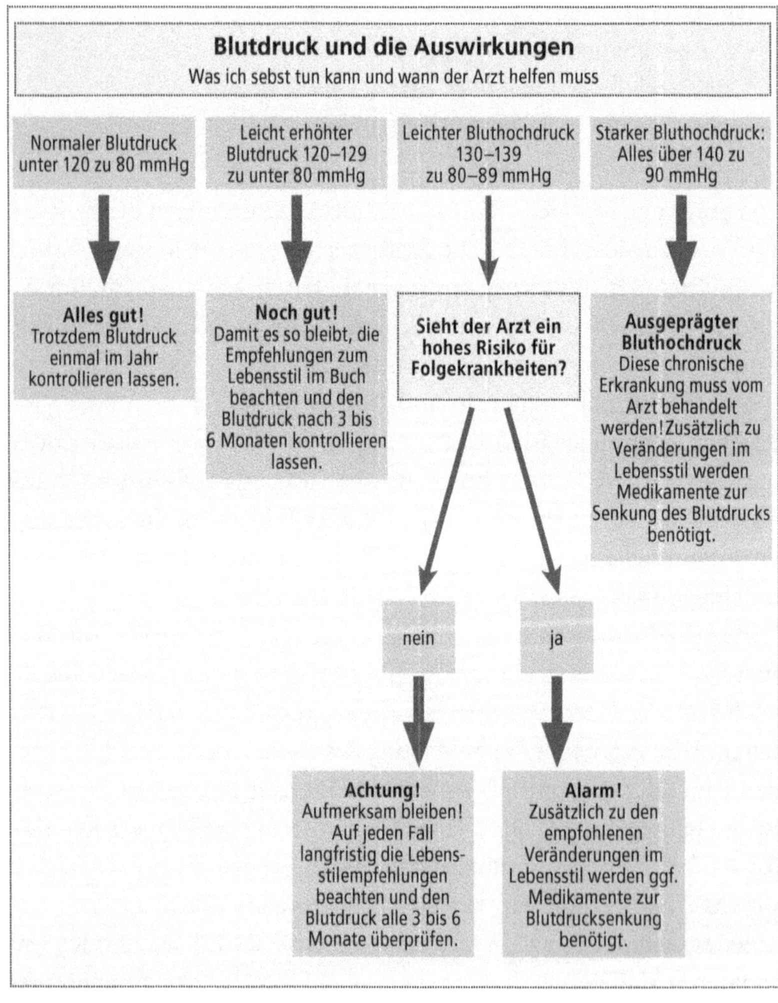

24 Stunden messen

Bestätigen sich beim Arzt erhöhte Blutdruckwerte oder vermutet er Risiken, wird er eine Langzeit-Blutdruckmessung über 24 Stunden vorschlagen. So kann er prüfen, wie sich der Blutdruck bei alltäglichen Belastungen tagsüber und nachts verhält. Hier gilt ein Zielwert von unter 130 zu 80 mmHg. Tagsüber darf der Blutdruck in dieser Messung höher sein (um 130 zu 80 mmHg) als in der Nacht (unter 120 zu 70 mmHg).

Weil das Gerät in kurzen Abständen die Manschette aufpumpt, fürchtet mancher, dass an Schlaf nicht zu denken ist und sich deshalb falsche Werte zeigen. Doch der Arzt sieht trotzdem, ob nachts die gesunde, mindestens 10-prozentige Absenkung erfolgt oder ob Störungen im Tag- und Nachtrhythmus vorhanden sind. Sinkt der Blutdruck über Nacht nicht ab, könnte das auf chronische Schmerzen, Schnarchen mit Atemaussetzern oder auf eine Nierenerkrankung hindeuten. Langzeitmessungen entlarven auch den Bluthochdruck, der nur in speziellen Situationen auftritt. Ärzte nennen es eine »maskierte Hypertonie«, wenn der Druck etwa nur bei Stress am Arbeitsplatz in die Höhe saust, aber sonst unauffällig ist und deshalb bei Routinechecks verborgen bleibt.

So gelingt die eigene Messung

Wer bereits von hohen Blutdruckwerten betroffen ist, macht aus der täglichen Pflichtübung am besten ein beruhigendes kleines Ritual.

- Zuerst auf die Toilette gehen und die Blase entleeren. Störende Geräusche abstellen. Hinsetzen und die Beine nebeneinanderstellen. Mindestens 3 bis 5 Minuten entspannt in Ruhe sitzen bleiben. Die Zeit nutzen, um innezuhalten und innerlich herunterzukommen. Dabei den Arm, an dem gemessen werden soll, in Höhe des Herzens lagern.
- Die Blutdruckmanschette anlegen, dabei die Anleitung des jeweiligen Messgeräts genau beachten. Die Manschette muss zum Durchmesser des Arms passen. Bei zu dicken Oberarmen entstehen falsche hohe, bei zu dünnen Oberarmen falsche niedrige Werte. Beim

Messen nicht bewegen oder reden. Der Arm sollte locker liegen und leicht gebeugt sein.

- Einsteiger messen zur Probe zweimal rechts und links. Der Arm mit dem höheren Blutdruckwert ist künftig der Blutdruckarm. Also immer am selben Arm weitermessen. Sind bei beiden Armen die Werte gleich, messen Rechtshänder in der Regel am linken Arm.
- Messung gelungen? Anfangs lohnt es sich zur Sicherheit, nach 2 Minuten noch einmal zu messen. Dabei für dieselben Bedingungen sorgen. Den gleichen Arm und die gleiche Position wählen. Immer darauf achten, dass die Druckmanschette auf Höhe des Herzens angelegt wird.
- Eine tägliche Messung reicht in der Regel. Einsteiger prüfen den Blutdruck nur anfangs, also etwa eine Woche lang, zweimal täglich, jeweils zur gleichen Tageszeit. Die Werte aufschreiben oder im Gerät speichern und ausdrucken. Zum Arzt mitbringen.
- Zu häufiges Messen ist nicht sinnvoll. Nur falls der Arzt dazu ausdrücklich rät, auf Dauer zweimal täglich, also morgens und abends, etwa zur gleichen Zeit messen.

Regelmäßiges Messen lohnt sich! Wirklich!

Heute keine Lust gehabt zum Blutdruckmessen? Gestern ebenfalls geschwänzt, letzte Woche auch oft vergessen, das Gerät zu benutzen? Mancher stellt sich trotz aller eindringlichen Warnungen die Frage, ob das regelmäßige Messen des Blutdrucks überhaupt etwas bringt. Schließlich ist es oft schwer, neue wiederkehrende Aufgaben in den ohnehin stressigen Alltag einzutakten. Ein Hinderungsgrund: Wir wollen für unsere Bemühungen meist sofort belohnt werden und Beweise dafür sehen, dass unsere Aktivität wirklich von Erfolg gekrönt ist. Beim Blutdruck zahlen sich jedoch nur langfristige Ziele aus. Aber die sind lebenswichtig.

> Für einen gesunden Blutdruck müssen wir selbst aktiv werden

Sind beide Arme gleich?

Liegen die Messwerte mehr als 10 mmHg auseinander, signalisiert der Unterschied zwischen beiden Gliedern ein erhöhtes Risiko, krank zu werden. Differenzen von mehr als 25 mmHg können auf Verkalkungen oder Fehlbildungen einer Arterie hinweisen, die den Blutfluss in einem der beiden Arme stören. Dies sollte man seinem Arzt unbedingt mitteilen.

Nur wenn wir unseren Blutdruck genau überwachen, wissen wir, ob er sich auf einem gesunden Niveau bewegt oder ob es Ausschläge nach oben oder unten gibt. Das beruhigt! Wir nehmen die Sache also besser ernst. Denn mittlerweile wissen wir, dass Bluthochdruck eine stille Krankheit ist, die den Körper zermürbt und sogar lebensbedrohlich werden kann, aber kaum spürbare Symptome hat. Medizinische Studien zeigen, dass fundiertes Wissen über die Folgeerscheinungen und langfristigen Auswirkungen des Bluthochdrucks uns befähigt, diese Erkrankung wirklich ernst zu nehmen. Messen wir also regelmäßig und speichern die Werte oder schreiben sie auf. So kriegen wir die Risiken am besten in den Griff. Denn unkontrollierter Bluthochdruck kann auf Dauer gefährlich werden. Dann steigt das Risiko für:

- Schlaganfall
- Herzinfarkt
- Nierenerkrankungen
- Sehstörungen

Lebendiger Blutdruck

Total stabil ist unser Blutdruck eigentlich nie. Er reagiert flexibel auf fast jedes Detail unseres Lebens.

Was den Blutdruck beeinflusst:

- die Tageszeit mit ihrem zirkadianen Rhythmus
- das Aktivierungsniveau, also zum Beispiel, ob man wach, schläfrig oder im Tiefschlaf ist
- Körperstellungen wie Sitzen, Stehen oder Liegen
- Emotionen wie Angst, Traurigkeit, Ärger, Wut, Freude
- Aktivitäten wie Sport, Tanz oder schwere Arbeit
- Schmerzen und andere Leiden
- Klima und Wetter (Luftdruck, Hitze, Kälte)
- Umwelteinflüsse wie Luftverschmutzung, Straßen- oder Fluglärm,
- Sauerstoffmangel, zum Beispiel in großen Höhen
- erhöhter Luftdruck beim Tauchen
- Umweltgifte wie Kadmium, Arsen, Blei, Kohlendioxid, Kohlenmonoxid, organische Lösungsmittel, Schwefelwasserstoff, Schwefelkohlenstoff, Methanol, Salpetersäureester
- Genussmittel wie Zigaretten und Alkohol
- der Füllstand der Harnblase

3 | Go digital! Aber lass die Finger von Fitness-Gadgets!

Zum Glück wird die Messtechnik immer intelligenter und lässt sich einfacher handhaben. Eine clevere Software dokumentiert gemessene Daten und erinnert auch ans Messen. So lässt sich ein Blutdrucktagebuch bequem aktuell halten. Trendsetter würden sich das Messen natürlich gern komplett von dekorativen Fitness-Armbändern oder sogenannten Wearables, tragbaren Blutdruck-Trackern, abnehmen lassen. Einige Hersteller werben auch bereits mit solchen Funktionen. Doch bisher existiert kein Fitness-Gadget, das den Blutdruck mit der notwendigen Verlässlichkeit messen kann und von Fachgesellschaften wie etwa der Deutschen Hochdruckliga anerkannt ist. Also Vorsicht bei modisch angesagten Geräten, die behaupten, den Blutdruck per Sensor bestimmen zu können!

Für alle, die es genauer wissen möchten

Wem gehören die Daten?

Die Zukunft hat bereits begonnen. Beim Discounter findet man vernetzte digitale Messgeräte für Körperfunktionen wie Blutdruck, Gewicht und Aktivität bereits ausnehmend billig als sogenannte »Knaller der Woche«. Eine kostenlose App überträgt die Messwerte in grafische Übersichten. Tolles Angebot? Ja – aber wohl vor allem für den Auswerter und Vermarkter unserer intimsten Gesundheitsdaten. Lockangebote wie diese könnten von einer Datenkrake stammen, die uns bis in die Haarspitzen durchleuchtet. Sie verdient daran, personenbezogene Informationen auszuwerten und an Dritte weiterzugeben. Das kann einem Erkrankten irgendwann teuer zu stehen kommen.

Auch Krankenkassen sind interessiert daran, digitale Angebote voranzutreiben. So können Apps für das Smartphone nützlich sein, wenn sie beim Protokollieren der gemessenen Blutdruckwerte helfen und mit einem guten Blutdruckmessgerät verbunden sind. Noch besser wäre es natürlich, wenn die zu Hause gemessenen Blutdruckwerte elektronisch an den Arzt übertragen würden, der die Therapie steuert. Diese Art des Telemonitoring spart Zeit für beide Seiten, für den Arzt und den Erkrankten. So verbessert sich die Kommunikation, und es wird eine gute Betreuung ohne lästige Dauerbesuche in einer Sprechstunde ermöglicht. Eine solche telemedizinische Übermittlung von Blutdruckwerten liefere realistischere Werte als das selbst geschriebene Blutdrucktagebuch, sagen Ärzte, weil nicht jeder Betroffene seine Werte immer korrekt vermerkt. Besonders günstig wäre das Telemonitoring bei Bluthochdruck in der Schwangerschaft (siehe Seite 20), bei akuten Blutdruckkrisen (siehe Seite 80) und bei schwer einstellbarem Bluthochdruck (siehe Seite 96).

Telemedizin: eine Zukunft mit E-Health

Jenseits von eleganten Smartwatches der Elektronik-Multis und Sportuhren oder anderem digitalen Zubehör werden Hightech-Methoden auch von qualifizierten Forschern vorangetrieben. Sie erproben in Bluthochdruck-Behandlungszentren, was per Internet möglich ist. Denkbar wäre zum Beispiel, dass eine Sicherheitsfunktion im Messgerät den behandelnden Arzt online alarmieren würde, falls der Blutdruck plötzlich dramatisch heraufschnellt. Der Arzt könnte dann sofort Kontakt zu seinem Patienten aufnehmen.

Noch ist es nicht so weit. Das meiste geschieht zurzeit noch in Modellprojekten, dort können Ärzte online per Computer-App ihre Patienten beraten, eine Therapie anordnen und sogar Rezepte ausstellen. In Umfragen zeigten sich fast alle von der neuen Technologie angetan, die an solchen Videosprechstunden teilgenommen hatten.

Big Data für verbesserte Diagnosen

Die Digitalisierung schafft neue Chancen für die medizinische Forschung. So könnten die erhobenen Daten anonymisiert von medizinischen Fachleuten wissenschaftlich ausgewertet werden und die Behandlung des Blutdrucks revolutionieren. So kämen die Daten dem Patienten wieder zugute. Aber das Thema birgt auch Konfliktstoff, denn die innovative Technik hat ihren Preis: Sie kostet den Patienten seine Datenhoheit. Heute haben die meisten von uns keine Ahnung, wer ihre Daten besitzt, weiterverkauft oder mit anderen Daten verknüpft. Gesundheitsdaten werden an vielen Orten übermittelt, analysiert und gespeichert. Auf die Sicherheit dieser Informationen und auf die Art der Auswertung haben weder Ärzte noch Nutzer Einfluss. Nicht jeder, der sich beispielsweise eine Medikamenten-App herunterlädt, ahnt, dass er damit preisgibt, wann er welche Medikamente einnimmt und an wel-

> Regelmäßiges Blutdruckmessen ist enorm wichtig. Die neuen digitalen Medien machen es bequemer, Blutdruckdaten genau aufzuzeichnen.

chen Erkrankungen er leidet. Online-Apotheken, Pharmaunternehmen und Internetshops können ihr Wissen um regelmäßig bestellte Medikamente oder Medizinprodukte unbemerkt an andere Firmen, Versicherungsgesellschaften oder gar potenzielle Arbeitgeber weiterverkaufen.

Hier geht es nicht um Kleinigkeiten. Telemedizinische Anwendungen erzeugen riesige Datenmengen, die irgendwo sicher gespeichert werden müssen. Ärzte haben das Wohl ihrer Patienten im Blick, deshalb ermuntern sie sie zunehmend, mit ihren Daten sorgsam umzugehen, und raten zur Vorsicht, das Kleingedruckte der digitalen Angebote zu lesen. So sollte beispielsweise gewährleistet sein, dass die Server in Europa angesiedelt sind und die Betreiber europäischem Recht unterliegen. Es gehört zu den zentralen Aufgaben der Politik, das digitale Zeitalter in die Rechtsordnung unserer Gesundheits- und Pflegesysteme zu überführen. Die Debatte um die Grenzen der neuen Möglichkeiten wird wahrscheinlich anhalten. Denn was heute nützlich erscheint, kann morgen mit der Freiheit der Bürger bezahlt werden. Nur eine zeitgemäße Rechtsordnung verhindert, dass Unternehmen einsteigen, bei denen Datenhandel zum Geschäftsmodell gehört.

Blutdruck und Diabetes

Jeder Dritte, der unter hohem Blutdruck leidet, ist auch zuckerkrank. Es ist also kein Fehler, sich gründlich auf Diabetes testen zu lassen. Umgekehrt sollten Menschen, die unter einem gestörten Zuckerstoffwechsel leiden, vorsichtshalber regelmäßig den Blutdruck messen. Denn beide, hoher Blutdruck und hohe Blutzuckerwerte, belasten die Blutgefäße (»Arteriosklerose«, siehe Seite 55ff.). Diabetes und Bluthochdruck sind also eine gefährliche Kombination. Das ist der Grund, warum Menschen mit geschädigtem Zuckerstoffwechsel das mit dem Arzt verabredete Blutdruckziel (siehe auch Seite 43ff., »Finde Dein persönliches Ziel!«) genauer einhalten sollten als andere.

Viele Ärzte sehen die Ziellinie bei 140 zu 90 mmHg. Allerdings wird diese Marke kontrovers diskutiert. Der Nutzen einer strengeren

Blutdrucksenkung auf einen Wert unter 130 zu 80 mmHg ist für die Patienten mit Diabetes zwar nicht klar belegt, dennoch fordern einige Experten diese straffere Einstellung. Die Gründe liegen in dem Risiko für Folgekrankheiten. Eines ist klar: Je besser der Blutdruck eingestellt ist, desto geringer ist das Risiko für Spätschäden. Menschen mit Diabetes, die Herz und Gefäße schützen möchten, sollten alles versuchen, um durch einen klugen Lebensstil den Blutdruck auf natürliche Weise zu senken.

Wer neben hohem Blutdruck und Diabetes auch zu viel Gewicht mit sich herumschleppt, versucht besser, die überschüssigen Pfunde langsam aber sicher loszuwerden (siehe Seite 93ff.). Dabei hilft es, abends Kohlenhydrate zu sparen. Wie eine Ernährungsstudie unter Führung des Deutschen Instituts für Ernährungsforschung (DIfE) zeigt, beeinflussen auch die inneren Uhren, die in unseren Körperzellen ticken, wie Menschen auf kohlenhydratreiches Essen reagieren. In der Studie profitierten vor allem Männer mit gestörtem Zuckerstoffwechsel von einer abendlichen Einschränkung der stärke- und zuckerhaltigen Lebensmittel.

Ob das strengere Ziel von 130 zu 80 mmHg auch durch Tabletten erreicht werden muss, hängt sehr vom Risiko des Einzelnen ab (siehe S. 47). Gelingen günstige Blutdruckwerte allein durch kluges Essen und einen blutdruckfreundlichen Lebensstil, so freuen sich Arzt und Patient! Wenn nicht, sind Medikamente sinnvoll. Vorsicht ist jedoch angebracht, wenn zu viele Medikamente nötig werden, um das Ziel von unter 130 zu 80 mmHg zu erreichen.

> Diabetes und Hochdruck sind eine gefährliche Kombination. Treffen beide zusammen, steigt das Risiko für Komplikationen..

Am besten sucht man das vertrauensvolle Gespräch mit seinem betreuenden Arzt und legt gemeinsam das persönliche Blutdruckziel fest. Dies gilt auch für Hochdruckgeplagte mit einer durch Diabetes verursachten Nierenerkrankung. Sie macht sich anfangs durch Eiweiß im Urin bemerkbar (Mikroalbuminurie). Auch hier gilt es, den

Blutdruck besonders aufmerksam zu behandeln und gemeinsam mit dem Arzt die richtigen Werte festzulegen und anzustreben.

Ungesunder Lebensstil

Eigentlich sollte es klar sein: Wer raucht und übergewichtig ist, an Bluthochdruck und Diabetes leidet und sich auch noch zu wenig bewegt, sollte an seinem Lebensstil etwas ändern. Sonst drohen Herzinfarkt, Schlaganfall oder andere Komplikationen. Umfragen zeigen jedoch, dass es schwer ist, den inneren Schweinehund in den Griff zu kriegen. Denn den Menschen mit hohem Blutdruck und einem gestörten Zuckerstoffwechsel fehlt häufig der Antrieb und die Einsicht, ihren ungesunden Lebensstil abzulegen. Womöglich nehmen wir oft an, dass die Erkrankung medikamentös schon gut kontrolliert wird und daher eine Lebensstiländerung nicht unbedingt von Nöten ist, so erklären sich jedenfalls Experten dieses Verhalten. Als Grund, nichts zu tun, nannten die meisten Befragten jedoch fehlende Willenskraft und Selbstdisziplin. Aber dagegen hilft weiterlesen! Denn ein gesunder Lebensstil kann durchaus Spaß machen und gute Laune.

Weil Bluthochdruck – neben Diabetes – zu den häufigsten Ursachen für chronische Nierenerkrankungen gehört, ist das Wissen über diese Volkskrankheit so wichtig.

4 | Setz auf gute Werte!

Klar, der große Plan heißt: Blutdruck senken auf Normalwerte. Es muss sich also im Alltag etwas ändern. Aber wie soll das gehen? Schließlich haben wir uns in unserem Leben eingerichtet, wir hängen an unseren Gewohnheiten und lieben unsere kleinen Schwächen. Doch nur Mut! Verglichen mit anderen chronischen Leiden ist Bluthochdruck oft überraschend einfach zu behandeln. In den meisten Fällen reichen wenige Korrekturen der Lebensgewohnheiten, um die Werte nachhaltig zu senken. Dann werden Medikamente überflüssig oder sie wirken besser als vorher. Ist der Blutdruck erst einmal unter Kontrolle, schwinden die Gesundheitsrisiken. Und das Leben macht wieder viel mehr Spaß.

Also, ab heute tue ich etwas. Ich …

- bewege mich mehr,
- esse frischer, bunter und besser,
- nehme mehr Gewürze und weniger Salz zu mir,
- lege kalorienfreie Pausen zwischen den Mahlzeiten ein,
- trinke ein Glas weniger und
- lerne, den Stress an mir abgleiten zu lassen.

Für alle, die es genauer wissen möchten

Die Macht des fließenden Blutes

Wer dieses Buch in der Hand hält, weiß entweder bereits, dass er an Bluthochdruck leidet oder dass er zu einer Risikogruppe gehört. Vielleicht hat er schon eine Weile überlegt, was er tun könnte. Natürlich ist gutes Know-how über die Erkrankung auch für fürsorgliche Angehörige, die wissen wollen, was zu tun ist, sehr nützlich. Wer das Wesen dieser Erkrankung begreift, bekommt sie leichter in den Griff.

Was läuft schief?

Jedes Mal, wenn das Herz schlägt, pumpt es Blut durch die Arterien, damit Sauerstoff, Signalstoffe und Nahrung in jede Körperzelle gelangen. Dabei entsteht Druck. Blutdruck ist also die Kraft, mit der das Blut gegen die Wände der Arterien drückt. Gerät er zu hoch, wirken also die Kräfte gegen die Gefäßwände zu stark, sinkt die Lebenserwartung. Schlimmstenfalls um bis zu 20 Jahre. Klingt schrecklich und ist es auch. Das Herz reagiert auf die ständige Überforderung, indem es seine Wände verdickt. Wäre der Mensch eine Maschine, könnte man sagen, dass unter dem anhaltenden Druck die Pumpe leidet, Rohrleitungen und Schweißnähte Risse bekommen, das Material sich verändert und mürbe wird.

Über 40 Prozent der Frauen und über 50 Prozent der Männer hierzulande haben zu hohe Blutdruckwerte.

Die meisten Ratschläge, zum Beispiel nicht zu rauchen oder mehr Sport zu treiben, verstehen sich von selbst. Wir alle haben sie gebetsmühlenartig tausendmal gehört. Oft braucht man eine Weile, um sich Klarheit darüber zu verschaffen, was man in puncto Blutdruck wirklich erreichen will. Ein Arzt setzt vielleicht andere Ziele als der Mensch, der gerade vor ihm sitzt. Wer seinen Blutdruck selbstbestimmt senken möchte, braucht neben Wissen auch einen Plan. Heißt das Ziel etwa: Ich werde innerhalb von einem Jahr meinen Blutdruck im Durchschnitt um 10 mmHg senken, ist das messbar. Um dieses Ziel zu erreichen, braucht man eine Strategie und Zeit, sich einen neuen schlanken Lebensstil zuzulegen. Also nicht gleich beim ersten Fehler aufgeben. Am wichtigsten sind Geduld und gesundes Selbstvertrauen. »Ich schaffe das schon« heißt die Parole, die langfristig den Erfolg bringt.

Die Eine-Million-Euro Frage lautet: Wie fange ich an und kriege ich die Kurve?

Zunächst einmal brauche ich eine Bestandsaufnahme, am besten in einer stillen Stunde mit mir selbst und zusätzlich durch ein Gespräch mit dem Arzt. Gut aufgehoben sind die meisten Menschen mit hohem Blutdruck bei einem Facharzt, der mit ihnen zusammen einen Behandlungsplan aufstellt. Unbekümmerte Typen weigern sich manchmal, das Ausmaß ihrer Erkrankung wahrzunehmen und unternehmen daher wenig dagegen. Ihnen hilft es, wenn sie sich gemeinsam mit ihrem Arzt fragen: Wo liegen meine Risiken? Habe ich Familienmitglieder, also Eltern, Geschwister, Großeltern, die an Bluthochdruck erkrankt sind? Bin ich übergewichtig, männlich und über 35 Jahre alt? Oder nehme ich als Frau die Pille? Liegt die Menopause schon hinter mir? Ist es meine sitzende Tätigkeit, mein runder Bauch oder der Alkohol, der meine Werte nach oben treibt?

> »Wir sind nicht nur verantwortlich für das, was wir tun, sondern auch für das, was wir nicht tun.«
> Molière, französischer Dramatiker (1622–1673)

Edle Selbsterkenntnis

Am besten gelingt es, Veränderungen anzugehen, wenn man das Unternehmen durch ein paar kleine Zwischenziele in alltagstaugliche Portionen einteilt. Also, was tue ich zuerst? Womit fange ich an? Was ist mein Hauptproblem?

- Kenne ich meine Blutdruckwerte? Nein? Dann ist zuallererst gründliches und regelmäßiges Blutdruckmessen angesagt, damit am Ende die Diagnose stimmt (ab Seite 23).
- Begeistern mich Bildschirm, Smartphone und Sofa mehr als Sportschuhe und Fitnesstraining? Dann muss ein Aktionsplan her, der mich mit Spaß in Schwung bringt (ab Seite 107).
- Schleppe ich überschüssige Pfunde mit mir herum? Besser, ich werde sie los und lerne deshalb, zwischen den Mahlzeiten klare Kalorienpausen einzuhalten! (Ab Seite 85)
- Oder gerät mein Blut immer mehr unter Druck, weil ich das Salz in der Suppe mehr liebe als das Grünzeug auf meinem Teller? Vielleicht wird sich dann an meiner Art zu essen etwas ändern müssen (ab Seite 63).
- Bekomme ich die verordneten Pillen, ihre regelmäßige Einnahme betreffend, nie richtig auf die Reihe? (Ab Seite 69)
- Oder komme ich mit meinem Doktor einfach nicht zurecht? (Ab Seite 49)
- Müsste ich mit dem Rauchen aufhören? (Ab Seite 129)
- Will ich den Alkohol einschränken? (Ab Seite 139)

Dem Druck entgehen

Medikamente können helfen, den Blutdruck zu regulieren. Das ist bequem. Der Nachteil: Die Präparate haben Nebenwirkungen. Wer seinen Lebensstil ändert, kann oft ganz ohne Pillen auskommen oder wenigstens die Dosis senken. Was tun?

- Blutdruck überwachen
- Clever essen
- Kochsalz reduzieren
- Alkoholkonsum einschränken
- Übergewicht und Bauchfett abbauen
- Körperlich aktiv werden
- Nikotinkonsum einstellen

Der Weg ist das Ziel!

Gute Maßnahmen haben drei Dinge gemeinsam: Sie sind plausibel. Sie sind einzuhalten. Und sie werden irgendwann zur Gewohnheit. Doch selbst ganz fest Entschlossene kommen manchmal mit ihren guten Vorsätzen ins Trudeln, wenn die Sorgen des Alltags dazwischenfunken. Für den Langzeiterfolg verabredet man mit seinem behandelnden Arzt am besten regelmäßige Kontrolltermine. Das motiviert, und beide können sehen, ob der eingeschlagene Weg optimal war, ob Korrekturen der Therapie nötig sind oder alles im grünen Bereich liegt.

Mit dem Alter steigt der Blutdruck oft kontinuierlich an. Bei manchen mehr, als gut ist: Etwa jeder zweite Erwachsene über 60 Jahren leidet unter Bluthochdruck. Doch was man allgemein als Altershochdruck bezeichnet, ist nicht durch unseren biologischen Alterungsprozess vorprogrammiert. Ein Automatismus unter dem Motto »zunehmendes Alter gleich hoher Blutdruck« besteht also nicht.

Weil die Wahrscheinlichkeit klein ist, dass in naher Zukunft jemand eine perfekt verjüngende Pille erfindet, suchen wir wohl besser nach natürlichen gesunden Möglichkeiten, den biologischen Abrieb hinauszuzögern. Ein langes Leben ist nur schön, wenn es gelingt, gesund und leistungsfähig zu bleiben. Nur selten decken sich staatliche Interessen so perfekt mit privaten Wünschen wie in diesem Fall: Der Staat möchte fitte Bürger, damit die Krankenkassen nicht bankrott gehen. Und wir? Wir möchten, so lange es eben geht, einen jugendlichen und leistungsfähigen Körper, damit uns die verrinnende Zeit nicht als etwas erscheint, das uns zermürbt, sondern als etwas, das uns bereichert und vollendet.

Jeder fünfte Betroffene weiß nicht, dass er unter hohem Blutdruck leidet. Um Bluthochdruck erfolgreich zu behandeln, ist der regelmäßige Besuch bei einem Arzt angesagt.

Wenige spüren ihn

Nur in schweren Fällen von Bluthochdruck oder wenn die Betroffenen sensibel auf körperliche Veränderungen reagieren, fühlen sie die Anzeichen:

- Kopfschmerzen – vor allem am Morgen
- Ohrensausen
- Schwindel
- Atemnot
- Herzklopfen
- Rote Gesichtsfarbe

Und jetzt? Machen!

Die meisten langfristigen Ziele erfordern neben der richtigen Strategie auch regelmäßiges Üben. Also sagt man sich am besten: Ich mache ein Ritual daraus. Ich lege eine Zeit fest, zu der ich zum Beispiel den Blutdruck messe oder joggen gehe, und halte diese ein, bis ich überhaupt nicht mehr darüber nachdenke, ob ich das jetzt mache oder nicht – ich tue es einfach.

5 | Finde Dein persönliches Ziel!

Wir sind nicht alle gleich. Das gilt auch für den Blutdruck. Eine endlose Serie von zufälligen Umwelteinflüssen macht aus dem einen im Lauf seines Lebens einen gemütlichen Sesselbewohner, aus dem anderen einen durchtrainierten Marathonläufer und aus dem großen Rest von uns Durchschnittsbürger. In diesem Mittelfeld fühlen wir uns am wohlsten, wenn der Blutdruck – zu Hause in Ruhe gemessen – an den meisten Tagen so um 115 zu 75 mmHg liegt. Fällt er tiefer, macht einen das müde und schlapp. Liegt er erheblich höher, riskiert man sein Herz. Wenn gar nichts anderes hilft, muss man Medikamente nehmen.

Für alle, die es genauer wissen möchten

Wenn Werte gottgegeben sind

Was genau unter Bluthochdruck zu verstehen ist, darüber streiten Experten gern und ausführlich. Oft zum Leidwesen der Patienten. Doch ein Blick auf die Hintergründe lohnt sich für Betroffene.

Ab den 1950er-Jahren galt unter Ärzten für den optimalen Zielblutdruck lange die Maxime: Blutdruck kleiner als 100 plus Lebensalter. Das bedeutete beispielsweise für einen 65-Jährigen: Die Werte sollten systolisch unter 165 mmHg liegen, alles darüber galt als Bluthochdruck. Um die Jahrtausendwende wurden die Vorgaben jedoch immer strenger. Experten überboten einander mit immer niedrigeren Empfehlungen, erst forderten sie Werte unter 120 mmHg, dann unter 110 mmHg und schließlich sogar unter 105 mmHg. Das ging tatsächlich so weit, dass einige Patienten nur noch liegend zum Arzt kamen, stehen konnten sie mit einem so niedrigen Blutdruck nicht mehr.

Heutzutage bewegen sich die Empfehlungen wieder mehr in der maßvollen Mitte. Dennoch kann die Frage, wie hoch der Blutdruck dauerhaft sein soll und wie weit man ihn mit ärztlichen Maßnahmen absenken sollte, die Gremien der Fachleute in den Konfliktmodus versetzen. Als von hohem Blutdruck Betroffener fragt man sich natürlich: Wie entstehen die erstaunlichen Unterschiede in den Empfehlungen? Antwort: durch Wissenslücken.

Der Blutdruck als Blackbox

Selbst die erfahrensten Forscher und Fachärzte verstehen bis heute nicht genau, wie die Regulation des Blutdrucks funktioniert, wenn es um den Einzelnen in seiner ganzen Individualität geht. Viele Schlüsse, die aus beobachtenden Studien abgeleitet wurden, erwiesen sich deshalb schlicht als falsch. Ein Beispiel: Untersucht man große Bevölkerungsgruppen, zeigt sich in den Zahlen, dass ein niedriger Blutdruck mit einer geringeren Rate an Herz-Kreislauf-Erkrankungen einhergeht. Menschen mit einem Blutdruck unter 115 mmHg sterben also – statistisch betrachtet – seltener an einer Herz-Kreislauf-Erkrankung als Patienten mit höherem Blutdruck. Ärzte zogen daraus den logischen Schluss, dass sie durch Tabletten den Blutdruck auf einen Wert unter 115 mmHg senken müssen, wenn sie möglichst viele Menschen vor Herz-Kreislauf-Erkrankungen bewahren wollen. Aber stimmt das überhaupt? Eben nicht! Denn es ist ein großer Unterschied, ob der Blutdruck durch Vererbung und Lebensumstände – also gottgegeben – unter 115 mmHg liegt, oder ob der niedrige Wert vom Arzt durch Medikamente erzwungen wird.

Zu viel des Guten kann schaden

Als man betroffene Menschen sehr genau untersuchte, stellte sich heraus, dass Tabletten den Blutdruck zwar auf Werte unter 120 mmHg senken können, aber Herz und Kreislauf trotzdem nicht gesünder machen. Darüber hinaus mussten die Menschen wegen der reichlich verabreichten Medikamente oft mit erheblichen Nebenwirkungen zurechtkommen. Fazit: Die Betroffenen profitierten von der extrem niedrigen Blutdruckeinstellung nicht, sie erlitten sogar einen Schaden.

Zum Glück haben Forschungsergebnisse wie diese zum Umdenken geführt und zu moderateren Grenzen für die Blutdruckeinstellung durch Medikamente. Heute gilt als Regel: Mithilfe von Tabletten soll der Blutdruck möglichst nur auf Werte unter 140 zu 90 mmHg gesenkt werden. Neuere Empfehlungen legen für Menschen mit hohem Risiko oder bereits vorhandenen Herz-Kreislauf-Erkrankungen eine etwas strengere Einstellungen mit Werten unter 130 zu 80 mm Hg nah.

Vertrackte Messtechnik: wer misst wie und wann?

Als Laie fragt man sich, warum überhaupt so anhaltend über Regel- und Grenzwerte gestritten wird. Hier steckt der Teufel im Detail. Denn bei präzisen wissenschaftlichen Studien zeigt sich immer wie-

Blutdruck beim Arzt und zu Hause

Gefühle können den Druck in den Adern innerhalb von Sekunden verändern. Oft reicht schon der Anblick des Arztes, um die Werte in die Höhe zu treiben. Fachleute nennen das Phänomen »Weißkittel-Effekt«. Misst der Arzt etwa einen Blutdruck von 140 zu 90, entspricht dies einem Wert von circa 130 zu 80 mmHg, wenn man entspannt zu Hause misst. Die folgende Übersicht zeigt, wie sich die Werte je nach Situation und Messverfahren verändern. Moderne Blutdruckgeräte speichern die Werte und geben auf Dauer damit einen guten Überblick (alle Werte in mmHg).

Beim Arzt gemessen	Zuhause gemessen	Durchschnitt Tag	Durchschnitt Nacht	Durchschnitt 24 Stunden
120 zu 80	110–120 zu 70–80	110–120 zu 70–80	90–100 zu 60–70	105–115 zu 65–75
130 zu 80	120–130 zu 70–80	120–130 zu 70–80	100–110 zu 60–70	115–125 zu 65–75
140 zu 90	130–135 zu 80–85	130–135 zu 80–85	115–120 zu 65–70	125–130 zu 75–80
160 zu 100	140–145 zu 85–90	140–145 zu 85–90	135–140 zu 80–85	140–145 zu 85–90

der, dass die Methode wie, wo und wann der Blutdruck gemessen wird, die Ergebnisse enorm beeinflusst. Schließlich macht es für manchen Mann einen Riesenunterschied, ob er seinen Blutdruck zu Hause in Ruhe auf der Couch selbst misst oder ob er beim Arzt von einer attraktiven medizinischen Angestellten gemessen wird. Weil unser Blutdruck je nach Situation und Tageszeit so enorm schwanken kann, sind die Ergebnisse von Studien oft schwer einschätzbar und geben Anlass zu Diskussionen.

Welche Ziele setze ich mir?

Fachleute sind sich in einem Punkt einig: Bevor wir uns entscheiden, Medikamente zu nehmen, sollten wir alle natürlichen Mittel nutzen, also unseren Lebensstil in Richtung blutdruckfreundlich optimieren und auf diese Weise versuchen, den Blutdruck im Bereich von 115 zu 75 mmHg zu halten. Dieses Ziel gilt allerdings nur für Werte, die wir selbst zu Hause regelmäßig, entspannt und in Ruhe messen (siehe Seite 27).

Die wichtigste Frage: Ab wann muss ich Medikamente nehmen und wo liegen dann die Zielwerte?

Grundsätzlich gilt: Menschen mit einem niedrigen Risiko für Herz-Kreislauf-Krankheiten müssen erst ab einem dauerhaften Blutdruck von 140 zu 90 mmHg mit Tabletten behandelt werden.

- Liegt bereits ein hohes Risiko für Herz-Kreislauf-Erkrankungen vor oder sind Herzkranzgefäße verstopft, brauchen die Betroffenen bereits ab einem Blutdruck von 130 zu 80 mmHg Medikamente. Das Ziel: Den Blutdruck unter der Marke von 130 zu 80 mmHg zu halten.
- Auch Menschen mit drohender oder bereits vorhandener Herzschwäche sollten mithilfe von Tabletten einen Blutdruck von unter 130 zu 80 mmHg anstreben.
- Wer unter einer chronischen Nierenkrankheit leidet, profitiert ebenfalls von einer Blutdrucksenkung auf unter 130 zu 80 mmHg. Das senkt das Risiko für Folgeerkrankungen. Für Menschen mit erblichen Erkrankungen, bei denen flüssigkeitsgefüllte Bläschen die Arbeit der Nieren einschränken (Zystenniere), kann sogar eine

Gute Werte mit Pillen

Muss der Blutdruck durch Tabletten gesenkt werden, scheint es am besten, wenn er unter 130 bis140 zu 80 bis 90 mmHg liegt. Aber Vorsicht: Alle Werte beziehen sich nur auf Messungen, die im häuslichen Umfeld unter idealen Bedingungen (siehe »Prüf deine Werte« ab Seite 23) gemessen werden. Weil für zusätzliche Erkrankungen oder besondere Lebenssituationen andere Grenzwerte gelten, ist es gut, das persönliche Blutdruckziel gemeinsam mit dem Arzt festzulegen.

noch stärkere Absenkung auf unter 125 zu 75 mmHg vorteilhaft sein.

- Menschen, die einen Schlaganfall erlitten haben, streben ebenfalls am besten einen Wert von unter 130 zu 80 mmHg an. Dies gilt jedoch nicht für den unmittelbaren Verlauf des Schlaganfalls, sondern für die stabile Phase nach dem Abklingen der Symptome.
- Wahrscheinlich stürzt rund jeder Dritte über 60-Jährige einmal im Jahr, oft mit altersbedingten schweren Folgen. Man befürchtete, ältere Menschen könnten bei niedrigem Blutdruck leichter als sonst stürzen. Aus diesem Grund galten niedrige Blutdruckziele für ältere Menschen lange als riskant. Neuere Erkenntnisse legen jedoch nahe, dass auch Menschen über 75 von einem normal niedrigen Blutdruck profitieren, wenn sie gesund und rüstig sind. Auch sie streben also am besten einen Wert von unter 130 zu 80 mmHg an.
- Für Hochbetagte und für ältere Menschen, die schwer krank, sehr gebrechlich oder bettlägerig sind, gelten diese niedrigen Blutdruckziele nicht. Senioren, die leicht hinfallen könnten, weil ihnen zum Beispiel beim Aufstehen oft schwindelig wird, sollten keine Werte unter 130 zu 80 mmHg anstreben.
- Eine sanfte Blutdrucksenkung auf Werte unter 150 zu 90 bis 100 mmHg wird Frauen empfohlen, deren erhöhter Druck durch eine Schwangerschaft entstanden ist (siehe auch Seite 25, »Präeklampsie«).

All diese Sonderfälle zeigen, dass es zwar Leitplanken gibt, innerhalb derer sich ein gesunder Blutdruck bewegt, dass aber das Ziel für jeden ein bisschen anders aussieht. Es lohnt sich also, mit dem behandelnden Arzt zu reden und gemeinsam zu entscheiden, welche Werte günstig sind. Die beste Grundlage für so ein Gespräch sind sorgfältig zu Hause gemessene Werte (siehe ab Seite 23, »Prüf deine Werte«). Sie bilden das künftige Risiko für Herz-Kreislauf-Erkrankungen am deutlichsten ab und sagen dem Arzt mehr als eine einzelne Messung in der Praxis.

6 | Belüg den Doktor möglichst selten!

Oft spielen im Sprechzimmer zwei Leute Theater: derjenige, der als Patient nach seinem Lebensstil gefragt wird und der Mensch im weißen Kittel. Obwohl die Waage eine bedenkliche Menge Kilos anzeigt, behaupten wir als Patienten gern einmal, dass wir so wenig essen wie ein Spatz. Und der Arzt tut so, als glaube er das. Oder wir beteuern, dass wir das Rauchen längst aufgegeben haben, obwohl uns dieses Vorhaben bislang überfordert und der Arzt den Rauch an unserer Kleidung längst erschnuppert hat. Wir schwindeln, um unser Gesicht zu wahren. Und der Arzt macht mit, um uns nicht bloßzustellen.

Aber so richtig hilfreich sind solche Spielchen gerade bei Bluthochdruck nicht. Besser ist es, Herrn oder Frau Doktor zum Bündnispartner zu machen und tapfer zu sagen, was wirklich los ist. Schließlich haben wir gemeinsam einen Job zu erledigen, nämlich eine Krankheit wie den Bluthochdruck in den Griff zu kriegen, ja möglichst sogar zu heilen.

Für alle, die es genauer wissen möchten

Zwischen Notlüge und Offenheit

Nicht jeder, der unter Bluthochdruck leidet, befolgt gern ärztliche Ratschläge und Verordnungen. Viele denken: »Mir tut doch nix weh, warum soll ich dann mein ganzes Leben auf den Kopf stellen und dazu noch drei Sorten Pillen nehmen. Ich weiß doch gar nicht, ob die wirklich nützlich sind.« Auch die diffuse Angst vor Nebenwirkungen hindert manchen daran, die nötigen Medikamente regelmäßig einzunehmen.

Typisch ist die folgende Geschichte. Der Hausarzt verordnet einer Frau ein blutdrucksenkendes Medikament. Beim nächsten Termin ist der Blutdruck weiterhin erhöht, der Arzt verschreibt daraufhin ein anderes Mittel. Mit der Zeit bekommt die Frau immer neue Präparate und höhere Dosierungen verschrieben, weil der Arzt den Eindruck hat, dass die Medikamente bei dieser Patientin nicht anschlagen. Tatsächlich hat die Frau die Mittel nur sehr gelegentlich eingenommen, stattdessen stapeln sie sich in ihrem Medikamentenschrank. Erst nachdem sie ihrem Arzt offen von ihrer Furcht vor Nebenwirkungen erzählt hat und er sie beruhigen konnte, nimmt sie ihre Tabletten prompt und braucht nur eine kleine Dosierung.

Blutdruck runter: Wissen und Vertrauen steigern den Erfolg.

Wenn es gut läuft …

Ärzte sind Experten in Sachen Diagnostik und Therapie, als Kranke besitzen wir die Autorität über unsere Lebensführung. Wie bekommt man beides am besten unter einen Hut? Mit gegenseitigem Respekt! Im Idealfall erläutert der Arzt seine fachlich begründete Sicht und erfragt zugleich die Meinung seines Patienten. Interessieren sich beide für die Vorstellungen ihres Gegenübers, kann eine Vereinbarung für Behandlungsziele entstehen, die sich – wenn nötig – dem Krankheitsverlauf anpasst.

Versteh mich doch!

Finden wir als Patient beim Arzt das richtige Verständnis und schöpfen Vertrauen, plagen uns weniger Ängste. Wir sind dann glücklicher mit der Behandlung und nehmen unsere Medikamente zuverlässiger. Umgekehrt sind Ärzte, die sich mit ihren Patienten gut verstehen, in ihrem Beruf zufriedener und haben weniger Stress am Arbeitsplatz. Doch in einigen Fällen scheint das Einfühlungsvermögen zu fehlen. Ursache sind fast immer Zeitmangel und Stress. Der nächste Patient wartet schon, der Doktor soll an zwei, drei Orten zugleich sein, Kollegen und Mitarbeiter platzen mitten ins Gespräch, das Telefon steht nicht still. In solchen Fällen reagieren auch die besten Ärzte ungeduldig. Ohne es zu wollen und ohne böse Absicht fertigen sie ihren Patienten zu kurz ab. Dann werden oft Anliegen, die für den Kranken eine existenzielle Bedeutung haben, nicht beachtet. Was hilft? Einen neuen Termin vereinbaren – mit der ausdrücklichen Bitte um ein ausführliches und ungestörtes Gespräch!

Untersuchungen haben gezeigt, dass 50 Prozent der Informationen vergessen sind, sobald man nach einem Arztbesuch zu Hause ist. An mehr als vier Details des Gesprächs kann sich kaum jemand erinnern. Wer beim Gespräch mit dem Arzt jedoch aktiv zuhört, öfter einmal nachfragt und Stichpunkte aufschreibt, kann mehr Nützliches aus dem Praxisbesuch mitnehmen als üblich.

Darüber müssen wir reden

Hoher Blutdruck ist ein Verschleissfaktor. Der ideale Weg der Behandlung besteht nicht in Tabletten, sondern vor allem in einer Verbesserung des Lebensstils. Bei einer chronischen Erkrankung wie Bluthochdruck gibt es selten nur einen einzigen Königsweg der Behandlung. Wird man als Patient über den Nutzen unterschiedlicher Wege informiert und hat die Wahl, steigt die Motivation, sich für die eigene Gesundung zu engagieren. Natürlich kann es sein, dass Therapeuten und Patienten den Nutzen einer Behandlung nicht gleich bewerten. Auch dann gilt: Einfach einmal offen darüber sprechen.

Compliance oder Adherence: Gehorchen oder mitentscheiden?

Nicht jeder Patient will unbedingt Spezialist für Medizinchinesisch und Bluthochdruck werden. Mancher ist glücklicher, wenn ihm der Arzt das Notwendigste in einfachen Worten erklärt und ihm damit eine informierte Entscheidung ermöglicht. Andere wollen möglichst viel über ihre Erkrankung wissen, um auf Augenhöhe mit dem Doktor über die Behandlung zu diskutieren. Beide Wege können zum Ziel führen, wenn das Verhältnis zwischen Arzt und Patient stimmt. Denn der Blutdruck ist leichter in den Griff zu kriegen, wenn gegenseitiges Vertrauen oder zumindest Wohlwollen herrscht. Dagegen schwächen Notlügen die Bindung zwischen Arzt und Patient.

Zwei Wege zur erfolgreichen Therapie

Für das geglückte Zusammenspiel mit dem Arzt gibt es mehrere Möglichkeiten. Am besten klärt man frühzeitig, wie man zusammenarbeiten möchte.

Compliance heißt: Ich tue, was mein Doktor mir rät. Er ist der Fachmann, ich vertraue ihm, er wird das Richtige für mich entscheiden. Er sagt, welche Medikamente ich nehmen muss und was ich in puncto Lebensstil ändern soll. Ich erzähle ihm offen, ob ich die Behandlung befolgen kann, ob sie anschlägt und wo ich Probleme sehe. Wenn der Patient konstruktiv mitarbeitet, sprechen Ärzte von Therapietreue.

Adherence heißt: Beide, Arzt und Patient, arbeiten auf Augenhöhe partnerschaftlich am Projekt »gesunder Blutdruck«. Gemeinsam entscheiden sie über das Vorgehen und informieren sich gegenseitig, ob der Behandlungsplan funktioniert. Als Patient übernehme ich Verantwortung für mein Wohlergehen und schätze meinen Arzt als kompetenten Partner im Team.

Was der Doktor tut

Nicht jeder geht gern zum Arzt. Da ist es manchmal hilfreich, vorher zu wissen, welche Untersuchungen womöglich auf einen zukommen.

Wir senken den Blutdruck Schritt für Schritt

- Nach der Diagnose erzählt mir mein Arzt alles Wichtige über meine Art von Bluthochdruck. Falls er gerade zu wenig Zeit hat für ein ruhiges ausführliches Gespräch, bitte ich um einen geeigneten späteren Termin.
- Mein Arzt erläutert die Behandlungsmöglichkeiten. Ich frage nach, wenn ich etwas nicht verstehe. Ich erkundige mich nach Chancen, Risiken und Nebenwirkungen der Behandlung, formuliere meine Hoffnungen und Befürchtungen. Je ehrlicher ich mit dem Arzt darüber spreche, umso besser kann er mir helfen.
- Wir überlegen gemeinsam, was für mich und meinen Blutdruck am besten ist. Wir entscheiden, mit welchen Maßnahmen wir starten. Ich wiederhole, was ich verstanden habe, damit keine Missverständnisse aufkommen.
- Um zu prüfen, ob die Behandlung erfolgreich ist, vereinbaren wir einen Folgetermin. Bei dieser Gelegenheit freuen wir uns gemeinsam über erste Fortschritte oder wir ändern etwas am Behandlungskonzept.

Bevor der Arzt ein Medikament verschreibt, fragt er seinen Patienten nach seinem allgemeinen Gesundheitszustand. Außerdem untersucht er ihn körperlich, um Ursachen für den Bluthochdruck zu finden und womöglich weitere Gesundheitsrisiken zu erkennen.

Der Arzt erkundigt sich sicher auch, ob es in der Familie weitere Fälle von Bluthochdruck gibt oder gegeben hat. So kann er eine erbliche Veranlagung oder Besonderheiten der Erkrankung einordnen und dann auch gleich mitbehandeln. Fachleute nennen das Familienerbe »familiäre Prädisposition«.

Zusätzlich zu den Blutdruckwerten, die man als Patient vielleicht selbst schon gemessen und mitgebracht hat, wird der Arzt noch einmal nachmessen. Das kann wichtig sein, weil sich die Werte vielleicht unterscheiden. Oft werden bei einem Termin in der Praxis zwei Blutdruckmessungen vorgenommen und beim nächsten Termin noch einmal wiederholt.

Der Arzt ertastet den Puls. Die spürbaren Impulse pro Minute geben ihm Auskunft über die Häufigkeit des Herzschlags und die Regelmäßigkeit. Erfahrene Mediziner bekommen dabei weitere Hinweise auf die allgemeine Verfassung des Patienten.
Um Ursachen für den Bluthochdruck zu finden und die Belastung von Organen wie etwa Herz, Arterien, Nieren, Augen und Gehirn zu überprüfen, wird der Arzt entsprechende Blut- und Urinuntersuchungen anordnen.

Weitere mögliche Untersuchungen:

- Ultraschalluntersuchung des Herzens
- Langzeit-Elektrokardiogramm (EKG)
- Belastungs-Elektrokardiogramm
- Ultraschallprüfung der Halsgefäße
- Messen der Pulswellengeschwindigkeit
- Knöchel-Arm-Index erheben per Ultraschall
- Spiegelung des Augenhintergrunds
- Untersuchung des Urins auf Eiweißgehalt und rote Blutkörperchen
- Ultraschalluntersuchung der Niere und Nebenniere
- Ultraschalluntersuchung der Schlagadern

7 | Mach deinen Arterien keinen Druck!

Der Arzt hat wieder einmal gemessen und gesagt: »Viel zu hoch, ihr Blutdruck! Das schadet den Arterien. Am Ende verkalken noch die Herzkranzgefäße. Das kann kein Arzt mehr heilen.« Kommen solche Warnungen, möchte man am liebsten weglaufen oder jedenfalls innerlich abschalten. Auch wenn Horrorszenarien echt nerven, so wissen wir doch eigentlich: Der Doktor hat recht. Unbehandelter Hochdruck führt schleichend zu verstopften Blutgefäßen, die mit der Zeit lebensgefährlich werden. Es ist also mehr als vernünftig, den Rückwärtsgang einzulegen. Wer will schon eine Arteriosklerose, bei der sich die Gefäßwände entzünden und sich ehemals geschmeidige Blutgefäße in spröde harte Rohre verwandeln? Die gute Nachricht: Man kann diese Krankheit stoppen! Und die Uhr ein bisschen zurückdrehen.

Für alle, die es genauer wissen möchten

Aussteigen aus dem Teufelskreis

Bei salzempfindlichen Menschen, die eine Menge überflüssiger Pfunde mit sich herumtragen und außerdem Wasser im Körper speichern, fließt weit mehr Blut als bei anderen Zeitgenossen durch die Adern. Um es durch die Arterien zu pumpen, muss das Herz mehr Druck aufbauen. Und um dem standzuhalten, verstärken sich in der Folge die feinen Innenmuskeln der Arterien. Das verengt den Querschnitt der Gefäße und steigert wiederum den Blutdruck. Je höher der Druck, desto eher nehmen die inneren Gefäßwände Schaden. Wo früher eine glatte teflonartige Gleitschicht war, bleiben nun Blutzellen und Fette an Rissen und Schrammen hängen. Die gefürchteten Plaques entstehen. Sie bilden einen rauen Belag, der sich immer mehr entzündet, später Mineralien (populär gesagt: Kalk) einlagert und den Weg des Blutes noch einmal verengt. Was wiederum den Blutdruck weiter steigen lässt. Und wie stoppen wir diese gefährliche Kaskade? Klar: Schlanker werden (siehe Seite 93), Salz sparen (siehe Seite 63) und mehr Gemüse essen! Und außerdem, falls der Arzt Medikamente verordnet, sie wirklich regelmäßig einnehmen.

Bauchfett mindern, Entzündung lindern

In der überwiegenden Zahl der Fälle stellt der behandelnde Arzt die Diagnose: essenzielle Hypertonie. Das heißt im Klartext, er kennt die Ursache des Bluthochdrucks nicht. Doch langsam kommt Licht in die Entstehung dieser höllisch weitverbreiteten Erkrankung. Anders als man lange glaubte, spielen ungünstige Fette aus der Nahrung bei diesem Prozess nur eine Nebenrolle. Entscheidend sind neben einer ererbten Veranlagung Faktoren wie mangelnde körperliche Aktivität, Rauchen und Übergewicht.

Experten sehen den Bluthochdruck mittlerweile als ein frühes Stadium der Arteriosklerose an, also als erste Stufe einer fortschreitenden Entzündung des Herz-Kreislauf-Systems. Es kommt zu diesen

Entzündungen, weil der Körper Ablagerungen in den Blutgefäßen als abnormal und fremd wahrnimmt und mit Abwehr darauf reagiert. Schließlich gehört der raue Belag nicht in ein gesundes Blutgefäß. Ärzte vermuten, dass die Erkrankung zusätzlich durch Botenstoffe verursacht wird, die im übermäßigen Bauchfett ihren Ursprung haben.

Wege zu neuer Fitness: Adern putzen und neue bilden

Wie bei vielen Erkrankungen spielen die Selbstheilungskräfte unseres Körpers auch bei hohem Blutdruck und Arteriosklerose eine wichtige Rolle. Trotz einer vielleicht ererbten Veranlagung lohnt es sich, persönliche Risikofaktoren wie Übergewicht, Schlafmangel oder Genussgifte gezielt anzugehen. Je früher man sich für eine Umstellung des Lebensstils entscheidet, desto besser sind die Aussichten. Wer es beispielsweise schafft, das Rauchen einzustellen und mäßiger zu trinken, kann die Verhärtung und Verengung der Arterien verlangsamen – oder sogar weitgehend stoppen! Im Frühstadium können sich schädliche Beläge im Inneren der Gefäße sogar zurückbilden.

> Das Ausmaß der Gefäßverengung kann der Arzt mit bildgebenden Verfahren aufdecken.

Zwei weitere Maßnahmen helfen dem Körper bei seinen Reparaturarbeiten besonders gut auf die Sprünge: aktives Körpertraining (Seite 107) und Kurzzeitfasten (Seite 85). Beide schieben einen heilsamen Prozess an: die sogenannte Autophagie. Es handelt sich um eine Art biologischer Jungbrunnen innerhalb unserer Zellen! Dort wird alles Ausgediente und Kranke abgebaut, verwertbare Bestandteile verwendet der Körper weiter für neue, gesunde Zellen. Arbeitet diese Recyclinganlage perfekt, kann sie unsere Arterien schützen. Dagegen liefern aktuelle Studien Hinweise darauf, dass eine verminderte Autophagie die Verkalkung und Verengung der Blutgefäße vorantreibt. Die Folge: Die Beläge entzünden sich, die Arteriosklerose beginnt. Das konnte die Forschung bereits im Tierversuch zeigen.

Weil Menschen und Säugetiere mit den gleichen Zellorganen für Autophagie ausgestattet sind, glauben Forscher, dass auch wir die Autophagie durch unsere Lebensweise aktiv beeinflussen können! Vieles spricht dafür, dass wir den heilsamen Selbstreinigungsprozess unserer Zellen durch ständiges Essen und faules Herumsitzen behindern, Esspausen und genügend Bewegung dagegen verstärken ihn wahrscheinlich.

Antikalk für Arterien

Mäuse sind uns in dieser Hinsicht sehr ähnlich. Als Wissenschaftler sie rund um die Uhr mit fettem Futter verköstigten, wurden sie krank. Sie entwickelten Entzündungen und zeigten genau jenen Prozess, der auch beim Menschen die Adern verstopft und zu Infarkten in Herz und Gehirn führen kann. Die Überraschung war die Kontrollgruppe, die mit genau der gleichen Kalorienmenge versorgt wurde, zum Fressen aber pro Tag nur 8 Stunden Zeit bekam und so zu einer langen Esspause gezwungen wurde. Diese Mäuse blieben schlank und viel länger gesund. Die Vermutung: Die Zellen der zweiten Gruppe konnten sich dank Kurzzeitfasten per Autophagie länger und intensiver selbst reinigen und dabei regenerieren.

Ein günstiger Lebensstil hält die Arterien fit. Deshalb Übergewicht reduzieren, Rauchen aufgeben, mehr bewegen! Weniger Salz, Alkohol und Stress, mehr Gemüse, Kräuter und Gewürze. Menschen mit einem hohen Risiko für Herz-Kreislauf-Erkrankungen brauchen zusätzlich Medikamente!

Trainieren, damit der Körper Umgehungsstraßen baut

Körperliche Bewegung bringt nicht nur die Zellen der Blutgefäße dazu, vorhandene Schäden zu reparieren, sondern kann auch notfalls helfen, bereits verstopfte Arterien zu überbrücken und auf diese Weise Durchblutungsstörungen verhindern. Man muss sich dafür nur vom Sofa wegbewegen und regelmäßig trainieren. Auch wenn das noch so schwerfällt! Nur durch die Triebkraft körperlicher Aktivität bahnt sich das Blut neue Wege und bringt den Körper dazu, um die Engstellen herum neue Blutgefäße sprießen zu lassen. Das ist auch der Grund, warum regelmäßige Belastung dem Herzen so gut tut, und Menschen, die sich regelmäßig bewegen, statistisch gesehen länger leben. Diese biologischen Umgehungsstraßen bilden eine Art natürlicher Bypässe. Arteriogenese nennen Fachleute das heilsame Phänomen, bei dem sich winzig kleine Blutgefäße mit der Zeit in taugliche Adern verwandeln. Also worauf warten wir noch? Sportklamotten anziehen und los geht's!

> Wir haben es selbst in der Hand: Durch Sport und regelmäßige Bewegung können wir die Selbstheilungskräfte des Körpers stärken und dem Blut neue Wege bahnen.

Fabelhafte Heilkräfte

Was selbst den Forschern vom Max-Planck-Institut für Herz- und Lungenforschung wie ein kleines Wunder vorkommt, wurde inzwischen gründlich untersucht. Es ist wahr: Der Körper baut eigene Umleitungen. Verschließen sich Gefäße durch Arteriosklerose, sprießen bei einem günstigen Lebensstil bald neue Kapillaren. Mit der Zeit bilden sich neue funktionierende Arterien, die aus einem bereits bestehenden Netz kleiner Blutgefäße heranwachsen. Diese sogenannten Kollateralarterien entstehen, wenn sich eine größere Arterie durch Entzündungen verengt und der Körper dringend nach neuen Wegen sucht, die Organe mit Blut zu versorgen. Damit stellt der Körper dem Herzen und anderen Organen eine oft lebensrettende Maßnahme zur Verfügung. Es ist die einzige natürliche und effiziente Form ein neues Blutgefäß heranwachsen zu lassen, das nach einem Verschluss der Arterien dazu in der

> Es gibt Menschen, bei denen einige Gefäße komplett verschlossen sind, die aber davon nichts wissen, weil ihr Körper ganz im Stillen neue Arterien gebildet hat.

Lage ist, den Mangel an Durchblutung auszugleichen. An diesem wunderbaren Prozess sind auch Monozyten, die größten Abwehrzellen im Immunsystem des Blutes beteiligt. Viele Botenstoffe helfen schließlich dabei, die Zellschicht, die das Blutgefäß von innen auskleidet, zu aktivieren.

Ist vielleicht mein Kind betroffen?

Bluthochdruck bei Kindern, gibt es das überhaupt? Ja, leider. Früher gingen die Ärzte davon aus, dass Kinder nur unter hohem Blutdruck leiden, wenn ihn angeborene Erkrankungen der Nieren, des Herzens oder der Blutgefäße auslösen. Sehr selten sahen Kinderärzte die Ursache im Hormonhaushalt oder in einer familiären Belastung. Doch heute ist das anders. Die Erklärung liefert die Waage: Immer mehr Kinder und Jugendliche haben einen zu hohen Blutdruck, weil sie übergewichtig sind. Ebenso wie bei Erwachsenen führen auch bei ihnen überschüssige Pfunde zu erhöhten Werten. Seit einiger Zeit ist auch bekannt, dass Wirkstoffe, die bei der Behandlung des Aufmerksamkeitsdefizit-Hyperaktivitätssyndroms (ADHS) eingesetzt werden, zum Beispiel Methylphenidat (Ritalin) oder Atomoxetin (Strattera), als Nebenwirkung Bluthochdruck erzeugen können.

Hoher Blutdruck kommt in einigen Familien gehäuft vor. Oft leiden sogar beide Elternteile unter erhöhtem Druck in den Gefäßen. Damit die Kinder lange gesund bleiben, den Kinderarzt frühzeitig darauf hinweisen.

Liegt die Veranlagung in der Familie, können auch normalgewichtige Kinder an Bluthochdruck erkranken. Fachleute empfehlen deshalb, bereits ab dem Alter von 3 Jahren den Blutdruck zu prüfen. Das macht am besten der Kinder- und Jugendarzt, denn normale Blutdruckgeräte passen in der Regel nicht auf kleine Arme, und der Kinder- und Jugendarzt kann die Werte besser interpretieren. Außerdem: Für Kinder gelten andere Grenzwerte als für Erwachsene.

Hochdruck in der Familie

Bei den meisten Betroffenen findet der Arzt keine konkrete körperliche Ursache für den hohen Blutdruck. Die Erkrankung entsteht in der Regel durch eine Kombination aus ungünstigen Umwelteinflüssen und individueller Veranlagung. Man nimmt heute an, dass jeder Zweite der Hochdruckbetroffenen eine erbliche Anlage in sich trägt. Die Unterschiede zwischen einzelnen Menschen werden dabei nicht von einem ganz bestimmten Gen ausgelöst, sondern von sehr vielen. Wahrscheinlich sind Hunderte Erbvarianten beteiligt, vor allem solche, die den Salzhaushalt im Körper regulieren.

Kinder aus Hochdruckfamilien entwickeln die Störung im späteren Leben, wenn Faktoren wie Übergewicht, Bewegungsmangel oder Stress hinzukommen. Der hohe Blutdruck zeigt sich meistens erst ab dem mittleren Erwachsenenalter. Je früher eine ärztliche Untersuchung stattfindet, desto besser, denn Kinder von Eltern mit Bluthochdruck sollten auf ein gesundes Körpergewicht achten, vorsichtshalber wenig Kochsalz konsumieren und ihren Blutdruck regelmäßig kontrollieren lassen.

Regelmäßig messen, wenn …

- der Kinderarzt starkes Übergewicht feststellt,
- das Kind einen erhöhten Blutfettspiegel oder Diabetes hat,
- in der Familie hoher Blutdruck gehäuft vorkommt,
- das Kind angeborene Fehlbildungen der Aorta aufweist,
- das Kind an einer Nierenkrankheit leidet,
- das Kind Medikamente einnimmt, die den Blutdruck erhöhen können.

Vorsorgetermine wahrnehmen

Der Kinder- und Jugendarzt misst den Blutdruck bis zum 4. Geburtstag vorsorglich zweimal. Stellt er dabei tatsächlich erhöhte Werte fest, wird er weitere Untersuchungen vorschlagen. Denn die Hypertonie bei Kleinkindern entsteht manchmal durch eine verengte Schlagader. Im Lauf der Zeit kann das Blutgefäß jedoch wachsen und schließlich weit genug werden, um normal zu funktionieren. Andernfalls muss das Problem operativ behoben werden.

Falls außer Übergewicht keine anderen körperlichen Ursachen vorhanden sind, wird der Arzt eine Ernährungsumstellung plus viel Sport empfehlen. Sind Blutdruckmedikamente notwendig, bekommen Kinder die gleichen Präparate wie Erwachsene, nur in geringeren Dosen. Wird der Blutdruck bei Kindern jedoch nicht reguliert, drohen bereits im Jugendalter Folgeschäden. Dazu gehören Verdickungen des Herzmuskels und der Blutgefäße.

Was können die Eltern tun?

Erziehung ist Vorbild. Also, liebe Eltern, bewegt euch – am besten mit euren Kindern zusammen. Die körperliche und seelische Kondition von Kindern und Jugendlichen verbessert sich nachhaltig, wenn die Familien täglich mindestens 60 Minuten aktiv werden. Der zweite Tipp: Kein Fernsehgerät im Kinderzimmer, die Internetzeiten begrenzen. Denn zu viel Surfen im Netz macht dick und schlapp.

8 | versalz dir nicht das Leben!

Die Lust auf den Geschmackskick der weißen Kristalle ist angeboren. Aus gutem Grund: Kochsalz ist unentbehrlich. Das schlichte Molekül reguliert den Wasserhaushalt, hält die Gewebespannung aufrecht und aktiviert Dutzende Vorgänge im Stoffwechsel. Einzeln wirken seine Bestandteile Natrium und Chlorid auch als Signalstoffe, mit deren Hilfe unsere Nerven das Fühlen, Bewegen und Denken steuern. Ohne Salz kein Leben, so einfach ist das. Essen wir zu viel davon, leiden Herz und Kreislauf. Ultraextremes Sparen ist aber auch riskant. Wo die gesunde Menge liegt, darüber streiten Wissenschaftler und Interessengruppen seit den 1970er-Jahren erbittert. Entschieden ist die Debatte nicht. Vor allem, weil jeder anders reagiert und unsere Gene ein entscheidendes Wort mitzureden haben. Nur jeder Zweite mit Bluthochdruck kann seinen Blutdruck senken, wenn er Salz spart. Alle Übrigen meiden am besten nur die ganz großen und unnötigen Salzschleudern, essen aber ansonsten entspannt weiter.

Für alle, die es genauer wissen möchten

Den Wasserhaushalt besser verstehen

Wie beeinflusst Salz den Blutdruck? Ist die Wirkung so mächtig, dass Ärzte den Salzstreuer komplett verbieten sollten? Oder ist der Einfluss viel zu gering, um ihm die Schuld an Krankheiten zu geben, die aus hohem Blutdruck entstehen? Bisher können Anhänger beider Meinungen ihren jeweiligen Standpunkt mit vielen wissenschaftlichen Studien belegen. Woher kommen diese Widersprüche?

Klar, das kennt jeder: Salziges Essen macht durstig. Weil Salz Wasser im Körper zurückhält, ist das Herz gezwungen, sich anzustrengen und dagegen anzupumpen. Tag für Tag, Stunde für Stunde. Wer also viel Salz isst, hat häufiger einen hohen Blutdruck. Wer hohen Blutdruck hat, erleidet leichter einen Schlaganfall oder Herzinfarkt. Wer einen Schlaganfall oder Herzinfarkt erleidet, kann daran sterben. Logisch, oder?

Ob diese Vorstellungen mit den Vorgängen im Körper übereinstimmen oder korrigiert werden müssen, untersuchte in den vergangenen Jahren ein internationales Forscherteam in einer simulierten Weltraumsituation, der Marsmission. Die Wissenschaftler nutzten die einmalig streng kontrollierten Bedingungen, bei denen Testkandidaten für den Weltraum 9 Monate lang unter fortwährender Beobachtung eingeschlossen wurden. Sie wollten herausfinden, wie sich Kochsalz (Chemiker benutzen das Kürzel NaCl, also Natriumchlorid) wirklich auf unseren Blutdruck auswirkt. Zum ersten Mal überhaupt konnten Forscher das verzehrte Essen und den Flüssigkeitshaushalt penibel überwachen und protokollieren. Wie erwartet sank der Blutdruck umso mehr, je weniger Salz die Tester zu sich genommen hatten. Hurra: erstmals ein handfester Beweis für den Zusammenhang zwischen Salz und Bluthochdruck! Doch der Salzgehalt im Urin schwankte enorm. Wäre es nur nach den ausgeschiedenen Mengen gegangen, müssten die Testastronauten an manchen Tagen Salz in Massen und an anderen fast gar keines gegessen haben. Dabei war ihr Konsum über Wochen streng kontrolliert konstant geblieben. Die Mediziner fanden heraus, dass der Körper einen Teil des Kochsalzes erst mit zeitlicher Verzögerung wieder abgibt. Er verwahrt es für Wochen und sogar Monate in der Haut und in den Muskeln. Wozu? Das weiß noch niemand. Wahrscheinlich mischt unser Immunsystem mithilfe der Lymphe im Salzstoffwechsel kräftig mit. Denn es sind die Lymphgefäße, die unser Körperwasser als dünne hellgelbe bis milchige Flüssigkeit durch alle Körpergewebe transportieren. Ihr Einfluss auf den Blutdruck ist wahrscheinlich und womöglich ebenso wichtig wie der von Nieren, Leber und Muskeln. Nur ist die Rolle der Lymphgefäße bisher weniger gut erforscht. Noch wissen Mediziner und Biologen also nicht bis in jedes kleine Detail, wie der Körper Wasserhaushalt und Blutdruck reguliert und wo genau Schwachstellen im Stoffwechsel des Einzelnen liegen.

Endlich bewiesen: Salz beeinflusst den Blutdruck

Jeder Zweite, der unter erhöhtem Blutdruck leidet, kann durch Salzsparen seine Gesundheit verbessern. Salzsensitive Typen reagieren auf viel Salz mit Wassereinlagerung. Es ist meist gar nicht viel Flüssigkeit, die unsere Nieren im Körper zurückhalten, etwa 800 Milliliter, also weniger als 1 Liter. Eine solche Menge wird für den Arzt nicht in Form von Ödemen sichtbar. Und nur sensible Menschen, wie etwa Frauen mit ausgeprägtem Körpergefühl, spüren sie. Woher weiß ich also, ob ich zur salzempfindlichen Fraktion gehöre? Leider gibt es bisher keinen Laborwert und keinen Apparat, der die Salzempfindlichkeit des Einzelnen schnell und objektiv anzeigen könnte. Für den Arzt wäre die einzige exakte Methode herauszufinden, ob sein Patient salzsensitiven Hochdruck hat, ihm eine bestimmte Salzmenge zu geben – zum Beispiel durch eine Infusion – und sie dann wieder abzusenken und dabei natürlich den Blutdruck streng zu überwachen. Bei den vielen Millionen Deutschen, die unter Hochdruck leiden, keine sehr praktikable Methode!

Salzempfindlich? Einfach selbst testen!

Für den Einzelnen, der zu Hause nachschauen möchte, ob er seinen Blutdruck durch weniger Salz senken kann, ist der Aufwand jedoch überschaubar. Er kann sich und seinem Arzt mit einem 4-Wochen-Test auch ohne wissenschaftliche Exaktheit gute Anhaltspunkte dafür liefern, wie empfindlich sein Körper auf Salz reagiert. Der folgende Test ist für den Hausgebrauch und ausschließlich für Menschen mit bereits diagnostiziertem Bluthochdruck geeignet. Für Gesunde mit normalem oder gar niedrigem Blutdruck sind die Salzmengen der letzten Testwoche womöglich zu gering. Für Menschen, die ein oder mehrere Medikamente gegen Bluthochdruck einnehmen, könnte es in der letzten Testwoche zu einer starken Reduktion des Blutdrucks kommen. Also vor Beginn des Tests mit dem Arzt sprechen.

Testwoche 1

In dieser ersten Testperiode beim Essen und Trinken nichts ändern, aber den Blutdruck sehr regelmäßig morgens und abends zur selben Zeit messen. Alle Werte aufschreiben oder speichern.

Testwoche 2

Beim Essen konsequent auf Naturprodukte umsteigen, also frisches Fleisch, Fisch, Gemüse, Obst, Eier. Dagegen Fertiggerichte, Instant- und Würfelbrühen, mariniertes Fleisch und Fischmarinaden, den üblichen salzreichen Aufschnitt und Käse weglassen, dafür selbst gemachten Brotaufstrich wählen und Brühen ohne Salz kochen. Salzarmes Brot selbst backen, ansonsten wie gewohnt essen.

Wiederum den Blutdruck sehr regelmäßig morgens und abends zur selben Zeit messen.

Testwoche 3

Wie in der ersten Woche zum gewohnten Essen und Trinken zurückkehren, nichts ändern, aber den Blutdruck wieder sehr regelmäßig morgens und abends zur selben Zeit messen.

Testwoche 4

Wie in Woche 2 auf salzreiche Lebensmittel verzichten. Doch jetzt beim Salzsparen noch strenger werden: Beim Garen von Gemüse, Kartoffeln, Reis oder Nudeln kein Salz ins Kochwasser geben. Nur selbst zubereitete Gerichte aus Naturprodukten essen. Mit Kräutern und Gewürzen großzügig umgehen, aber die Gerichte nicht salzen. Auch wenn es schwerfällt: auf das Nachsalzen bei Tisch verzichten.

Wiederum den Blutdruck sehr regelmäßig morgens und abends zur selben Zeit messen und alles dokumentieren.

Ergebnis:

- Sinkt der Blutdruck bereits in der 2. Woche deutlich, steigt er bei üblicher Kost wieder an und fällt er in der 4. Woche um mehr als 10 mmHg, spricht das für eine ausgeprägte Salzempfindlichkeit.
- Sinkt der Blutdruck in der 2. Woche etwas ab und fällt er in der 4. Woche um 5 bis 10 mmHg, kann der Betroffene von einer mittleren Salzempfindlichkeit ausgehen.
- Sinkt der Blutdruck in der 2. Woche nur wenig und fällt er in der 4. Woche um weniger als 3 bis 5 mmHg, kann man nur von einer geringen Salzempfindlichkeit ausgehen.

Blutdruckfreundlich zu essen wie in Woche 2, fällt den meisten Menschen mit Bluthochdruck nach einer kurzen Eingewöhnungszeit nicht sonderlich schwer. Die sehr salzarme Kost von Woche 4 bleibt aber wahrscheinlich salzsensitiven Menschen vorbehalten, die Medikamente dringend vermeiden möchten und die sehr diszipliniert sind. Wer auf Dauer auf einen extremen Salzsparkurs gehen möchte, bespricht seinen Plan vor dem Start am besten mit seinem Arzt, um Risiken auszuschließen.

Zu wenig Salz macht ältere Menschen schwach

Eines schickt sich nicht für alle! Mit steigendem Alter verändert sich der Flüssigkeitsgehalt des Körpers. Wasser macht bei Babys etwa

80 Prozent des Körpergewichts aus, beim Erwachsenen sinkt der Wert auf rund 60, im Greisenalter auf etwa 50 Prozent. Folgen alte Menschen dem pauschalen Rat zum Salzsparen ganz konsequent, kann es für sie gefährlich werden. Denn viele, vor allem die Hochbetagten, essen nur kleine Mengen. Geizen sie zusätzlich mit Salz, kann das Mineral knapp werden. Dann trocknen die Wasserspeicher des Körpers aus. Schwindel und Schwächegefühle sind die Folge. Außerdem steigen unter einer sehr salzarmen Ernährung die Stresshormone Renin, Aldosteron, Adrenalin und Noradrenalin deutlich. Das belastet das Herz. Also auch bei erhöhtem Blutdruck lieber erst mit dem Arzt besprechen, ob man die Salzmenge wirklich stark einschränken soll.

9 | Zu Risiken und Nebenwirkungen frag den Arzt!

»Auweia, jetzt soll ich also Medikamente nehmen«, denken viele beklommen, wenn der Apotheker ihnen zum ersten Mal die Blutdruckmittel über die Theke reicht. Der Beipackzettel liest sich wie das Drehbuch für einen schrägen Katastrophenfilm. Die eine Hälfte versteht man nicht und für die andere braucht man starke Nerven. Da fragt man sich: Soll ich das Zeug überhaupt einnehmen? Antwort: Ja! Unbedingt! Schließlich will der Doktor damit meine Überlebenschancen erhöhen. Ich sollte also lieber mitspielen. Denn egal, was auf dem Beipackzettel steht: Richtig eingenommen verlängern Blutdruckmittel das Leben. Sie gehören zu den am besten erprobten Medikamenten der Medizingeschichte.

Für alle, die es genauer wissen möchten

Mittel für meinen höchstpersönlichen Hochdruck

In den zurückliegenden Jahrzehnten sind immer mehr Medikamente entwickelt worden, die helfen können, die schädlichen Folgen des hohen Drucks auf Adern und Organe zu vermindern. Viele dieser Präparate schützen Herz und Kreislauf auf mehreren Nebenwegen und machen es damit möglich, auf die ganz persönliche Situation des Kranken einzugehen. Ärzte können also für ihre Patienten jeweils die Präparate und Kombinationen mit dem besten Nutzen auswählen. Welche Medikamente bei welcher Form der Erkrankung das Leben verlängern, ist in vielen Studien mit Tausenden Patienten über lange Zeiträume beobachtet worden. Trotz des langen Beipackzettels sind diese Medikamente also sicher und effektiv.

Natürlich kennen Ärzte eine Vielzahl von Abläufen im Körper und haben deshalb eine Vorstellung davon, bei welchen Patienten welche Medikamente am besten wirken. Ihr Wissen stammt aus großen Studien, in denen das Leben von Hochdruckpatienten mit und ohne Blutdruckmittel über viele Jahre hinweg verglichen wurde. Es sind also die Erfahrungen vieler Patienten weltweit, die sagen, dass diese Mittel vorteilhaft sind. Im Ergebnis lebten Menschen, die Hochdruckmittel eingenommen haben, fast immer länger und besser als die ohne Medikamente.

Was mache ich, wenn mir ein Mittel nicht bekommt?

Auf dem Beipackzettel müssen alle Nebenwirkungen erwähnt werden, die jemals aufgetreten sind – selbst wenn sie nur extrem selten beobachtet wurden. Um solche unerwünschten Wirkungen zu vermeiden, wird der Arzt bestimmte Medikamente erst gar nicht verordnen, wenn er weiß, dass sie zum Krankheitsbild, zur Lebensweise oder zur Persönlichkeit seines Patienten nicht passen. Damit verhindert er wahrscheinlich die allermeisten Nebenwirkungen von vornherein.

Allerdings muss der Hochdruckkranke rechtzeitig erfahren, mit welchen Nebenwirkungen er womöglich rechnen muss. Falls eine davon dann wirklich auftritt, kann der Arzt das Präparat wechseln. Vorausgesetzt natürlich, der Kranke berichtet offen über seine Beschwerden – und wirft nicht einfach die Tabletten weg, ohne den Arzt zu informieren. Sonst wähnt der seinen Patienten fälschlicherweise in Sicherheit, während der Betroffene immer kränker wird. Es hilft also nichts, man muss mit seinem Arzt sprechen, wenn ein Mittel Probleme verursacht. Bei der Vielzahl an Medikamenten gibt es praktisch für jeden Hochdruckgeplagten immer eine besser verträgliche Alternative.

Heilkraft oder Nebenwirkung?

Manches, das man anfangs für eine unangenehme Nebenwirkung hält, ist eigentlich ein gutes Zeichen. Das beste Beispiel: die anfängliche Müdigkeit. Sie zeigt sich, wenn die Medikamente wirken und der Blutdruck in normale Bereiche sinkt. Dann steht der Mensch – bildlich gesprochen – nicht mehr so unter Strom, er kann sich entspannen und einen Gang herunterschalten. Weil er diesen Zustand vielleicht schon lange nicht mehr erlebt hat, ist er erst einmal irritiert. Aber Geduld zahlt sich aus. Die anfängliche Verringerung der Leistungsfähigkeit verschwindet nach einigen Wochen ganz von selbst. Also durchhalten!

Damit der Blutdruck nicht hinauf- und hinuntersaust

Blutdrucksenkende Mittel sollen über den ganzen Tag hinweg für einen möglichst gleichmäßigen und stabilen Blutdruck sorgen. Achterbahnfahrten, bei denen einem morgens schwindelig wird, weil der Blutdruck im Keller ist und abends der Schädel dröhnt, weil er weit in die Höhe geht, möchte niemand gern erleben. Ziel ist immer der gleichmäßige Blutdruck. Um ihn über Tag und Nacht zu erreichen, versuchen Ärzte vieles. Sie verordnen zum Beispiel eine Tablette, die eigentlich nur einmal täglich genommen werden müsste, für morgens und abends, weil manche Menschen mit einer zweimaligen Gabe einfach besser zurechtkommen. Es verbessert die Lebensqualität, wenn Arzt und Patient gut zusammenarbeiten. Erzählt der Betroffene etwa, dass er seine Abendtablette leider immer wieder vergisst, bekommt er vom Arzt vielleicht eine Sorte, die er nur morgens nehmen muss. Der Medikamentenplan soll also ins Leben passen.

Einnehmen oder wegwerfen?

Natürlich wünscht sich jeder Arzt, dass seine Patienten alle Medikamente, die er ihnen verordnet, getreulich einnehmen. Die Realität sieht aber anders aus. Fachleute schätzen, dass nur etwa jeder Zweite seine Blutdruckpillen prompt schluckt, die andere Hälfte der Kranken wirft sie weg oder legt sie in den Schrank. Es schwindelt einem, wenn man bedenkt, was hier verschwendet wird. Nicht allein das vergeudete Geld tut einem leid, auch die Vorstellung, wie viele Folgekrankheiten vermieden worden wären, wenn die Blutdruckkranken ihre Mittel korrekt genommen hätten, ist bedrückend.

Ob jemand seine Tabletten freiwillig regelmäßig nimmt oder nicht, hängt nicht nur von befürchteten Nebenwirkungen eines Medikaments ab, sondern auch von der Einstellung, die der Patient der Therapie entgegenbringt. Ist jemand vom Sinn der Behandlung überzeugt, wird er sich genau an die Empfehlungen des Arztes halten. Ganz besonders dann, wenn ihm diese sofort Linderung verschaffen. Doch bei einer blutdrucksenkenden Therapie zeigt sich für die meisten Patienten kein spürbarer Vorteil. Sie fühlen sich wie immer und wissen natürlich nicht, dass sie ohne Therapie vielleicht bereits im vorausgegangenen Jahr einen Schlaganfall erlitten hätten und jetzt längst im Rollstuhl

Angst vor Nebenwirkungen? Hat der Bluthochdruck keine konkret erkennbare Ursache, erst einmal Normalgewicht anstreben, regelmäßig Sport treiben und den Salzkonsum einschränken. Falls dann noch Medikamente nötig sind, wirken sie besser, und oft reicht eine geringe Dosis aus.

säßen. Wenn schlimme Ereignisse nicht eintreten und man weiter vergnügt umherläuft, entwickelt man schwerlich ein Problembewusstsein. Deshalb ist es für Ärzte eine hohe Kunst, ihre Patienten davon zu überzeugen, dass sie kleine Nachteile der Blutdrucktherapie in Kauf nehmen sollten, um dafür länger und besser zu leben.

Wichtig für das Gelingen der Therapie ist auch der Medikamentenplan. Die meisten können ihn nur dann gut einhalten, wenn er nicht zu kompliziert ausfällt, also möglichst wenig unterschiedliche Zeitpunkte für das Einnehmen enthält und zum Lebensstil des Betroffenen passt. Soll beispielsweise ein ausgemachter Langschläfer seine ersten Tabletten bereits um 6 Uhr früh einnehmen, wird ihm das auf Dauer schwerfallen. Aufklärung und ein clever in den Alltag integrierter Medikamentenplan können die Therapietreue steigern und damit das Leben vieler deutlich verlängern.

Welches Medikament ist richtig für mich?

Natürlich muss jedes Mittel individuell für den Einzelnen angepasst werden. Aber wichtige Grundsätze der Behandlung gelten für jeden. So sind Medikamente aus den ersten fünf Kategorien der Tabelle (Seite 78f.), also Entwässerungsmittel, Betablocker, ACE-Hemmer, Angiotensin-Antagonisten und Calcium-Kanal-Blocker, zunächst klar zu bevorzugen. Sie verlängern bei hohem Blutdruck die Chance auf ein langes Leben. Erst wenn diese Mittel den Blutdruck nicht in den gewünschten Bereich senken, wenn der Patient sie nicht verträgt oder aufgrund anderer Erkrankungen nicht nehmen darf, kommen andere, sogenannte Reservemittel, in Betracht.

Pillen pünktlich nehmen!

Blutdrucktabletten wirken am besten, wenn man sie ganz nach Medikationsplan pünktlich nimmt. Ein paar Tricks helfen dabei, daran zu denken:

- Wer ein Smartphone hat, lädt sich eine App herunter, die rechtzeitig an die Pilleneinnahme erinnert.

- Auch gut: Ein Lieblingsbild von sich oder von einem geliebten Menschen auf den Kühlschrank kleben mit der Aufschrift: »Blutdruckmedizin nehmen!«
- Manchem hilft es, die Medikamente gut sichtbar auf dem Nachttisch neben dem Bett aufzuheben.

Spezialfall Betablocker

Wie der Name andeutet, blockieren diese Wirkstoffe die sogenannten Beta-Rezeptoren. Das sind Andockstellen für Stresshormone, die sich an vielen Organen in unserem Körper befinden. Von der Blockade profitieren Menschen mit einem schwachen Herz oder nach einem Herzinfarkt, die mehr zur Ruhe kommen sollen. Durch Betablocker sinkt ihr Risiko für weitere Herzschäden.

Ob der von Medikamenten erzeugte Schongang des Herzens auch für andere Bluthochdrucktypen nützlich sein kann, ist weniger klar. Alle, die allein unter Bluthochdruck leiden und keine Herzprobleme haben, sollten darum zunächst mit anderen Wirkstoffen behandelt werden. Denn Betablocker tun nicht jedem gut. Gerade junge, bereits übergewichtige Menschen mit hohem Blutdruck können unter der Therapie ganz erheblich an Gewicht zunehmen und diese zusätzlichen Pfunde später nur schwer wieder loswerden. Der Grund: Die Wirkstoffe vermindern den Energiebedarf und hemmen die Fettverbrennung. Wer sich müde und kraftlos fühlt, hat dann auch keine Lust auf körperliche Aktivität. So ist es auch kein Zufall, dass viele, die Betablocker einnehmen, darüber klagen, dass ihre sexuelle Energie dahinschwindet und das Begehren abnimmt. Berichtet wird auch von depressiven Verstimmungen und dem Gefühl, neben sich zu stehen. Menschen, die nicht herzkrank sind und trotzdem Betablocker einnehmen, haben also gute Gründe, sich mit dem Arzt darüber zu unterhalten, ob man diese Mittel nicht durch andere ersetzen kann.

Wer die Behandlung stoppen möchte, sollte die Medikamente jedoch nicht ohne Rücksprache mit dem Arzt und keinesfalls plötzlich absetzen, sondern die Dosis lieber über mehrere Tage schrittweise verringern. Ausschleichen nennen Mediziner das. Bricht man die Behandlung urplötzlich ab, können Blutdruck und Herzfrequenz bedrohlich ansteigen.

- Andere nehmen die Blutdruckmittel direkt nach dem Zähneputzen und bewahren sie deshalb zur Erinnerung neben der Zahnbürste auf.
- Nützlich: Klebezettel an viele Stellen anbringen, auf die man häufig schaut. Das können Notizen am Kühlschrank, auf dem Badezimmerspiegel oder an der Ausgangstür sein.
- Mit einem Freund, der auch täglich Medikamente einnimmt, einen morgendlichen Anruf zur Erinnerung ans pünktliche Einnehmen verabreden.
- Kinder oder Enkelkinder bitten, jeden Tag mit einer kurzen Erinnerung anzurufen. Es ist eine gute Möglichkeit, in Kontakt zu bleiben und die Kids mögen es meistens, einem Erwachsenen zu helfen.

Medikamentenkunde

Wer über seine Blutdruckmedikamente besser Bescheid wissen möchte, setzt besser auf kurze verständliche Infos. Je genauer man über die vom Arzt verordneten Tabletten und Pillen Bescheid weiß, desto besser. Natürlich sollte man kein Medikament, das der Arzt verschrieben hat, von sich aus einfach absetzen und im Schrank verschwinden lassen. Oder die Dosis verändern, ohne dies mit dem Arzt abzusprechen. Lieber in einem Gespräch den notwendigen Nutzen eines Mittels gegen die Nachteile gemeinsam abwägen. Oft hilft es, die Wirkstoffkombination zu verändern oder einen anderen Wirkstoff auszuwählen. Es kann Monate dauern, bis die ideale Kombination gefunden ist. Aber Geduld zahlt sich aus. Mit einem bewussten Lebensstil und mit einem angepassten Bewegungstraining lassen sich etliche Beschwerden mildern oder zum Verschwinden bringen.

Diuretika (Entwässerungsmittel)

Deutsche Ärzte verordnen meist Thiazide, zum Beispiel Hydrochlorothiazide/HCT. Das viel länger wirksame Mittel Chlorthalidon wird besonders in den USA angewendet, deshalb existieren dort die meisten Daten dazu. Diese Mittel sind also besonders gut untersucht. Fachleute verschreiben sie daher auch in Deutschland. Diese Mittel sollten vor allem bei einer Kombinationstherapie mit mehr als zwei Medikamenten nicht fehlen. Sind die Nieren in ihrer Funktion sehr geschwächt, können die Mittel Furosemid oder Torasemid verschrieben werden.

Betablocker

Die Eigennamen dieser Medikamente enden meist auf -ol, zum Beispiel Metoprolol, Bisoprolol. Es gibt verschiedene Unterklassen, einige wirken ganz selektiv auf das Herz, andere entspannen die Gefäße. Gebräuchlich in Deutschland sind unter anderem Metoprolol, Bisoprolol, Nebivolol und Carvedilol. Menschen mit einer Erkrankung der Herzkranzgefäße oder einer Herzschwäche brauchen diese Medikamente. Betablocker sollten nicht abrupt abgesetzt werden.

ACE (Angiotensin converting Enzym)-Hemmer

Die Eigennamen dieser Medikamente enden meist auf -il, zum Beispiel sind in Deutschland unter anderem gebräuchlich: Captopril, Enalapril, Ramipril, Fosinopril. Diese Mittel sollten nicht mit Angiotensin-Antagonisten oder mit direkten Renin-Hemmern kombiniert werden. Obwohl diese Mittel die Nieren schonen, können sie bei niedrigem Blutdruck oder verengten Nierengefäßen ein Nierenversagen auslösen. Menschen mit einer seltenen angeborenen Immunstörung (hereditäres Angioödem) sollten dieses Medikament nicht erhalten.

Angiotensin-Antagonisten

Die Eigennamen dieser Medikamente enden meist auf -sartan, zum Beispiel sind in Deutschland unter anderem gebräuchlich: Candesartan, Irbesartan, Telmisartan. Diese Medikamente sollten nicht mit einem ACE-Hemmer oder direkten Renin-Hemmern kombiniert werden. Obwohl diese Mittel die Nieren schonen, können sie bei niedrigem Blutdruck oder verengten Nierengefäßen ein Nierenversagen auslösen.

Calcium-Kanal-Blocker

Die Produktnamen der nicht herzwirksamen Calcium-Kanal-Blocker enden meist auf -dipin. In Deutschland sind unter anderem gebräuchlich: Amlodipin, Lercanidipin, Felodipin. Gängige Vertreter der herzwirksamen Calcium-Kanal-Blocker sind Verapamil und Diltiazem. Nicht herzwirksame Calcium-Kanal-Blocker sind gut getestete und sichere Medikamente. Herzwirksame Calcium-Kanal-Blocker sollten nicht bei Herzschwäche eingesetzt werden. Herzwirksame Calcium-Kanal-Blocker können die Wirkung von anderen Medikamenten beeinflussen, also Wechselwirkungen auslösen.

Reservemittel

Ärzte greifen nur in Notfällen zu diesen Medikamenten.

Alphablocker

Die Eigennamen dieser Medikamente enden meist auf -zosin. In Deutschland sind unter anderem Doxazosin und Prazosin gebräuchlich. Alphablocker sollten nicht als alleinige Therapie des Bluthochdrucks verwendet werden.

Aldosteron-Antagonisten

Gebräuchliche Vertreter sind Spironolacton und Epleronon. Diese Mittel wirken besonders gut bei erhöhtem Blutdruck, der durch eine übermäßige Produktion des Nebennierenhormons Aldosteron ausgelöst wird.

Zentral wirksame Sympatikolytika (α_2-Agonisten)

Gebräuchliche Vertreter dieser Medikamentengruppe sind Clonidin und α-Methyldopa. Diese Medikamente werden vor allem bei Notfällen verordnet. Clonidin kann über die Vene verabreicht werden. In

Die wichtigsten Medikamente

Medikament/Wirkstoff	Wie wirken sie?
Diuretika (Entwässerungsmittel)	Diese Medikamente werden auch als Wassertabletten bezeichnet, denn sie fördern in der Niere die Ausscheidung von Salz und Flüssigkeit. Zusätzlich wirken sie entspannend auf die Muskeln der Blutgefäße.
Betablocker	Der Wirkstoff reduziert die Herzfrequenz und die Schlagkraft des Herzens. Damit schont er das Herz. So mildert er auch die Alarmreaktion des Körpers, wirkt beruhigend und entspannend.
ACE-Hemmer	Diese Präparate blockieren die Aktivität eines Enzyms und verhindern so die Bildung von Stoffen, die vor allem bei chronischer Nierenkrankheit entstehen und die Blutgefäße eng stellen.
Angiotensin-Antagonisten	Die Medikamente verhindern die Wirkung von Stoffen, die vor allem bei chronischer Nierenkrankheit gebildet werden und die Blutgefäße eng stellen.
Calcium-Kanal-Blocker	Sie verhindern den Einstrom von Calcium in die Gefäßmuskelzellen und führen so zur Entspannung der Muskeln im Inneren der Gefäße. Man unterscheidet Calcium-Kanal-Blocker, die den Herzschlag verlangsamen (herzwirksam) und solche, die dies nicht verursachen (nicht herzwirksam).

Wer profitiert besonders?	Dem Arzt Bescheid sagen, …
Ältere Menschen ab 60 Jahren und Menschen mit Herzschwäche sowie solche, die besonders schlaganfallgefährdet sind.	wenn durch die Mittel die Schleimhäute austrocknen, wenn einem unwohl wird oder schwindelig und/oder wenn das Herz unregelmäßig schlägt. Auch Gelenkentzündungen (Gicht), erhöhte Blutzuckerwerte, schlechteres Hören und Muskelkrämpfe kommen als Nebenwirkung vor.
Menschen mit einer Herzschwäche und solche, die einen Herzinfarkt erlitten haben. Zudem Betroffene, deren Herzkranzgefäße durch Arteriosklerose verstopft sind, brauchen diese Mittel.	wenn der Herzschlag zu langsam wird, sich die Leistungsfähigkeit vermindert, Durchblutungsstörungen in Armen und Beinen auftreten. Auch Impotenz, akute Atemnot und Gewichtszunahme können als Nebenwirkung vorkommen.
Menschen, die von Herzschwäche, Herzinfarkt, verkalkten Herzkranzgefäßen, einem vergrößerten Herzen, chronischer Nierenschwäche, Übergewicht und/oder Diabetes betroffen sind.	wenn man als Nebenwirkung unter Reizhusten, Allergien oder unter unregelmäßigem Herzschlag leidet. Auch bei Planung oder Eintreten einer Schwangerschaft den Arzt benachrichtigen.
Menschen mit einer Herzschwäche oder nach einem Herzinfarkt. Auch Betroffene, deren Herz vergrößert ist, deren Herzkranzgefäße durch Arteriosklerose verstopft sind und solche, die an einer chronischen Nierenschwäche leiden. Das Gleiche gilt für Betroffene mit Diabetes, Übergewicht und/oder Gicht.	wenn der Herzschlag unregelmäßiger wird oder wenn eine Schwangerschaft geplant ist oder eintritt.
Menschen mit erhöhten Fettwerten im Blut und solche, die besonders gefährdet sind, einen Schlaganfall zu erleiden.	wenn sich bei herzwirksamen Mitteln der Herzschlag verlangsamt. wenn sich bei nicht herzwirksamen Mitteln Wassereinlagerungen in den Beinen bilden.

Reservemedikamente

Medikament/Wirkstoff	Wie wirken sie?
Alphablocker	Sie wirken entspannend auf die Muskeln der Blutgefäße.
Aldosteron-Antagonisten	Diese Mittel wirken ähnlich wie Wassertabletten (Diuretika). Sie verstärken die Ausscheidung von Salz und Wasser. Deswegen werden diese Präparate bei schwer einstellbarem Hochdruck eingesetzt. Sie verhindern zusätzlich eine ungünstige Narbenbildung (Fibrose) in Herz und Niere.
Zentral wirksame Sympatikolytika (α_2-Agonisten) Blutdrucksenker, die Gehirn und Nerven direkt beeinflussen	Diese Mittel entspannen die Gefäßmuskeln, weil sie direkt auf das Nervensystem einwirken.
Direkte Renin-Hemmer	Sie verhindern die Bildung von Stoffen, die vor allem bei chronischer Nierenkrankheit gebildet werden und die die Blutgefäße eng stellen.
Kaliumkanalöffner	Sie entspannen die Muskeln an den Blutgefäßen.

Ärztlicher Bereitschaftsdienst

Was tun, wenn man einen Arzt braucht, die Praxen jedoch geschlossen haben? Falls die Beschwerden nicht lebensbedrohlich sind, es sich also nicht um einen Notfall handelt, hilft die Telefonnummer 116117. Ganz gleich, ob auf Rügen oder im Bayerischen Wald: Patienten erreichen den ärztlichen Bereitschaftsdienst der Kassenärztlichen Vereinigungen unter dieser Telefonnummer. Sie funktioniert ohne Vorwahl, gilt deutschlandweit und ist kostenlos, sowohl von zu Hause aus als auch vom Mobiltelefon.

Die folgenden Medikamente werden verordnet, wenn der Blutdruck sich mit den oben genannten Mitteln nicht gut genug einstellen lässt.	
Wer profitiert besonders?	**Dem Arzt Bescheid sagen, …**
Menschen mit einer vergrößerten Prostata.	wenn einem vor allem beim Aufstehen leicht schwindelig wird.
Menschen mit einer Herzschwäche und solche, bei denen sich der Bluthochdruck nur schwer beeinflussen lässt.	wenn der Herzschlag unregelmäßiger wird. Bei manchen Menschen kann eine Muskelschwäche entstehen, bei Männern kann sich das Brustgewebe vergrößern.
Schwangere erhalten α-Methyldopa, weil dieses Mittel dem heranwachsenden Kind nicht schadet.	wenn die Mittel starke Müdigkeit oder Lethargie auslösen. Weitere mögliche Nebenwirkungen: ein ausgetrockneter Mund und stark reduzierter Herzschlag.
Sollten für viele Hochdruckkranke geeignet sein, haben aber die hohen Erwartungen nicht erfüllt.	wenn der Herzschlag unregelmäßiger wird, wenn eine Schwangerschaft geplant ist oder eintritt.
Schwangere erhalten Dihydralazin, weil das Mittel dem heranwachsenden Kind nicht schadet. Das Mittel Lonolox wird verordnet, wenn der Patient schon fünf oder sechs andere Blutdruckmittel einnimmt.	wenn sich Wassereinlagerungen zeigen oder verstärkter Haarwuchs.

der Schwangerschaft wird α-Methyldopa bevorzugt, weil das Mittel dem heranwachsenden Kind nicht schadet.

Direkter Renin-Hemmer

In Deutschland existiert nur ein Vertreter dieser Medikamentengruppe, das Aliskiren. Es wird selten verordnet, weil es die mit ihm verbundenen Erwartungen nicht erfüllt hat. Dieses Mittel sollte nicht mit Angiotensin-Antagonisten oder ACE-Hemmern kombiniert werden. Obwohl Aliskiren die Nieren schont, kann es bei niedrigem Blutdruck oder verengten Nierengefäßen ein Nierenversagen auslösen.

Kaliumkanalöffner

Gebräuchliche Vertreter dieser Medikamentengruppe sind Dihydralazin und Minoxidil. Medikamente wie Dihydralazin werden vor allem in der Schwangerschaft angewendet, weil sie dem heranwachsenden Kind nicht schaden. Das Mittel Minoxidil kann Wassereinlagerungen am Herzmuskel verursachen, es soll deshalb mit Entwässerungsmitteln (Diuretika) kombiniert werden.

Der richtige Zeitpunkt für Pillen

Wann nehme ich mein Blutdruckmittel ein, damit es am besten wirkt? Morgens, mittags oder abends? Vor dem Essen oder nach dem Essen? Was trinke ich dazu und mit welchen Medikamenten sollte ich es nicht kombinieren, weil mein Körper das nicht verträgt? Arzneimittel können ihre Wirkung nur richtig entfalten, wenn man sie ordnungsgemäß anwendet. Das heißt also: Nicht nur das Rezept vom Arzt entgegennehmen, sondern auch mit ihm absprechen, wann man die einzelnen Mitteln einnehmen sollte. Viele Menschen mit Bluthochdruck schlucken die verordneten Mittel morgens. Doch je nach Präparat, Krankheitsbild und Veranlagung kann es vorteilhafter sein, einzelne Blutdrucksenker abends zu schlucken.

Nach Rücksprache mit dem Arzt!

Manche Medikamente gegen Bluthochdruck wirken besser morgens, andere abends. Es ist deshalb nicht ideal, den Einnahmezeitpunkt des Blutdrucksenkers eigenmächtig zu verändern. Bei manchen Krankheitsbildern möchte der Arzt vielleicht nachts keine zu starke Blutdruckabsenkung erzeugen, bei anderen dagegen ist sie dringend erforderlich. Grundsätzlich müssen Blutdruckmedikamente regelmäßig und möglichst auch einigermaßen pünktlich angewendet werden, damit sie ihren Nutzen entfalten und das Risiko für Folgeerkrankungen senken können. Die konsequente Einnahme ist eine der wichtigsten Maßnahmen, mit der Betroffene ihre Therapie selbst aktiv unterstützen können.

Der bundeseinheitliche Medikationsplan

Laut Weltgesundheitsorganisation sind etwa zehn Prozent aller Krankenhausaufnahmen auf unerwünschte Arzneimittelereignisse zurückzuführen. Das Bundesinstitut für Arzneimittel und Medizinprodukte schätzt, dass es sich hierzulande um etwa 500 000 Fälle jährlich handelt. Die Risiken für Patienten steigen, wenn …

- mehrere Ärzte am Behandlungsprozess beteiligt sind,
- die Medikation geändert wird,
- zwischen ambulantem und stationärem Aufenthalt gewechselt wird.

Der bundeseinheitliche Medikationsplan (auch eMedikationsplan) soll den Patienten in der richtigen Anwendung seiner Medikamente unterstützen und die Therapiesicherheit verbessern. Durch ihn sind auch Ärzte und Apotheker über die gesamte Medikation der Patienten informiert. Gemäß § 31a Sozialgesetzbuch (SGB) hat ab 1. Oktober 2016 jeder gesetzlich Versicherte, der täglich mehr als drei verschiedene Medikamente einnimmt, Anspruch auf einen Medikationsplan.

Lebensstil

Gesundheit selbst verbessern

1 | Iss niemals nachts und zwischendurch!

Falls Mutter Natur gewollt hätte, dass wir von früh morgens bis tief in die Nacht hinein drei Mahlzeiten plus ein halbes Dutzend Snacks essen, hätte sie uns dafür ausgestattet. Das hat sie aber nicht. Unsere frühen Vorfahren, die Jäger und Sammler, mussten im Licht des Tages erst einmal aktiv werden, Pflanzen sammeln oder Tiere jagen, bevor sie ihren Magen füllen konnten. Sie aßen eben nichts, bis sie etwas Genießbares fanden. Füllt sich der Magen, fließt das Hormon Insulin und schaufelt Fett in die Polster. Gibt es nichts zu essen, geht der Körper an seine Vorräte. Das Problem: Durch ständiges Naschen fließt das Insulin heute so häufig wie nie zuvor in der Menschheitsgeschichte. Doch den heilkräftigen Rückwärtsgang, der erst anspringt, wenn nichts zu essen da ist, den nutzen wir viel zu wenig.

Von Pausen profitieren

Was ist die simpelste Methode, das Bauchfett abzuschmelzen? Die Antwort lautet: Täglich ein paar Stunden ohne Essen auskommen oder jede Woche 1, 2 Tage fasten! Kurzzeitfasten ist keine Diät, sondern der Lebensstil, für den wir Menschen ursprünglich gemacht sind. Die Methode ist tief in unserem biologischen Erbe angelegt. Als Jäger und Sammler erlebten die Frühmenschen immer wieder Zeiten des Überflusses, in denen es viele Beutetiere gab und sie darüber hinaus genug Nüsse, Wurzeln und Knollen fanden, um sich richtig satt zu essen. Aber diese Phasen wurden mehr oder weniger regelmäßig von Zeiten des Mangels unterbrochen, in denen unsere Vorfahren nur wenig zu essen hatten. Dieser Wechsel von Überfluss und Hunger hat seine Spuren in uns hinterlassen. Kalorienfreie Zeiten sind also für unseren Stoffwechsel nicht nur natürlich, sondern sogar unentbehrlich.

Kurzzeitfasten – den eigenen Weg finden

Ganz gleich, ob man immer mal wieder tageweise fastet oder jeden Tag ein paar Stunden, uns Menschen fällt es von Natur aus eigentlich nicht schwer, vorübergehend ohne Nahrung auszukommen. Je länger die Esspausen, desto stärker geht der Körper an die Reserven, und desto schneller schmilzt das lästige Bauchfett. Selbst bei einer geringen Gewichtabnahme verschwindet es erfreulicherweise zuerst. Die Taille kommt wieder zum Vorschein, weil Esspausen die Fettvorräte im Bauchraum zuerst auflösen. Das ist nicht nur optisch ein Glücksfall, sondern auch gesundheitlich. Denn je weniger Bauchfett, desto jugendlicher bleiben die Blutgefäße und desto wohler fühlt sich das Herz.

Viele Übergewichtige leiden unter einer regelrechten Sucht nach viel Zucker, Fett und Salz. Die wird durch die Esspausen ausgebremst, der Stoffwechsel gesundet, die abgestumpften Belohnungssysteme im Gehirn können sich erholen. Ein weiterer Vorzug: Auch Vielbeschäftigte halten durch, weil sie stunden- oder tagesweise Fastenzeiten

Frag den Doktor!
Wer Medikamente wie Blutdruck- oder Blutzuckersenker einnimmt, spricht vor dem Start besser mit seinem Arzt. Der kann beraten, welcher Fastenmodus besonders geeignet ist, und dabei helfen, die verordneten Medikamente an den neuen Lebensstil anzupassen.

besser in ihren Alltag einplanen können als eine Dauerdiät. Alle profitieren überdies von den einfachen Regeln.

Esspausen machen glücklich

Wir Menschen ticken ja alle unterschiedlich, deshalb ist es eine Frage des Typs und des persönlichen Lebensstils, welche Form des Kurzzeitfastens man wählt. Schon kurze kalorienfreie Zeiten wirken heilsam. Den meisten tut der freiwillige Verzicht gut, sie schlafen besser und fühlen sich wacher. Alle Varianten haben ihre Vorteile, es kommt einfach darauf an, einen Fastenmodus auszuwählen, mit dem man auf Dauer gut zurechtkommt. Man gewöhnt sich überraschend leicht an einen pünktlichen Ess-Fasten-Rhythmus, denn er liegt uns in den Genen. Daher befreien gut getaktete, zuverlässige Mahlzeiten auch von Heißhungeranfällen. Nach 2, 3 Wochen Eingewöhnung erscheint der echte biologische Hunger so pünktlich, dass man die Uhr danach stellen kann. Der größte Vorteil des Kurzzeitfastens gilt übrigens für alle Varianten: Wenn man eine Zeit lang nichts gegessen hat und echten Hunger spürt, schmeckt jedes noch so einfache Gericht neu und wunderbar. Also auf die Uhr schauen, wann es Zeit ist für die nächste Mahlzeit, dann sich in Ruhe an den Tisch setzen, entspannt satt essen und zufrieden zurücklehnen. Das macht glücklich!

Die Erfahrung zeigt, dass viele, die erst ein strenges Regime bevorzugen und sich täglich nur eine Mahlzeit gönnen, später auf liberalere Fastenformen umsteigen und damit ihren Blutdruck regulieren. Mit drei Mahlzeiten täglich, aber null Kalorien zwischendurch lässt sich auf Dauer gut leben, wenn das Zielgewicht erreicht ist.

Echter Hunger heilt Heißhunger

Kalorienfreie Pausen durchzuhalten, das gelingt mit jeder Woche immer besser, weil Fastenperioden gesundes Essverhalten fördern. Die Lust auf Süßigkeiten schwindet. Es fällt immer leichter, klare Pausen zwischen den Mahlzeiten einzuhalten und die Abende ohne Snackattacken zu genießen. Nicht zuletzt stärkt jeder gut bewältigte Tag das Selbstbewusstsein und die Zuversicht, weiterhin erfolgreich abzunehmen.

Was passt zu mir? Gesunde Esspausen zum Aussuchen	
Fastenmodus	**Gut zu wissen**
Abwechselnd 24 Stunden entspannt essen und 24 Stunden fasten.	Ein ziemlich strenges Regime, das ideal ist für Vielbeschäftigte, die mit Hungerzeiten gut zurechtkommen. Immerhin kann sich der Fastende auf entspanntes Essen am nächsten Tag freuen.
Im Wechsel einen Tag fasten, am 2. Tag nur eine Mahlzeit essen. Das Ganze einmal pro Woche oder pro Monat wiederholen.	Weil es an jedem 2. Tag nur mittags eine Mahlzeit gibt, entstehen an beiden Fastentagen lange nächtliche Esspausen. Das hilft sehr effizient beim Abnehmen und reguliert den Stoffwechsel.
Tagsüber nur innerhalb von 4 Stunden essen, beispielsweise um 14 und um 17 Uhr. Den Rest des Tages, also 20 Stunden, fasten.	Das kurze Zeitfenster zum Essen ist etwas für Hardliner. Doch man spart durch die wenigen Mahlzeiten eine Menge Zeit, und die lange Esspause ermöglicht zügiges Abnehmen.
Innerhalb von 8 Stunden essen, über Nacht 16 Stunden fasten.	Gut für nachhaltiges Abnehmen. Für die lange nächtliche Fastenpause das Frühstück Richtung Mittag verlegen und früh zu Abend essen oder nur bis zum Nachmittag essen, aufs Abendessen verzichten.
Tagsüber innerhalb von 12 Stunden essen, dann konsequent 12 Stunden nichts essen.	Großes Zeitfenster fürs Essen. Ideal für alle, die nicht viel abnehmen, sondern vor allem den Blutdruck in den grünen Bereich bringen wollen.
Drei Mahlzeiten täglich, aber null Kalorien zwischendurch. Esspausen von mindestens 4 Stunden einhalten. Niemals nachts essen.	Diese sanfte Form reicht bei Naschkatzen und Daueressern oft schon aus, um nachhaltig abzunehmen und den Blutdruck zu regulieren. Die Entscheidung, nachts nicht zu essen, ist auch für Menschen mit Bluthochdruck gut, die nicht übergewichtig sind.

Tschüss für immer, ihr fetten Pfunde!

Bei vielen Dauerdiäten schleichen sich mühsam losgewordene Kilos nach einer Weile wieder an. Eine frustrierende, aber natürliche Reaktion des Körpers auf einen länger anhaltenden Kalorienentzug. Wiederholte Diäten dieser Art können das Körpergewicht am Ende sogar über das Ausgangsgewicht hinaus in die Höhe treiben. Verursacht wird dieser Effekt im Wesentlichen von zwei Faktoren: Zum einen sinkt der Kalorienbedarf, wenn man beim Abnehmen nicht nur Fettpolster, sondern auch Muskeln verliert. Zum anderen schaltet der Körper bei Langzeitdiäten in den Energiesparmodus – eine jahrtausendelang eingeübte Strategie der Urmenschen gegen lebensbedrohlichen Hunger.

Beim kurzzeitigen Fasten dagegen wird der Energiebedarf des Körpers nicht heruntergefahren, sondern sogar gesteigert. Es gehen weniger Muskeln verloren als sonst beim Abnehmen und die Sättigungsfühler reagieren durch die Fastenzeiten wieder sensibler, man wird leichter satt. Dabei fühlt man sich weder matt noch schlapp, sondern lebendiger und aktiver als vorher. Sogar der Sport macht wieder Spaß (siehe Seite 107).

Regelmäßige Esspausen machen glücklich

- Sie regulieren den Zuckerstoffwechsel, stoppen Heißhungerattacken und unterstützen die Reparaturmechanismen des Körpers.
- Davon profitieren Blutdruck, Leber, Herz und Kreislauf; das Risiko für etliche Krebsarten sinkt.
- Jede durchgehaltene Woche stärkt das Selbstbewusstsein, strafft den Körper, steigert die Lebensfreude und die geistige Fitness.

Genießen ohne Gier

Nie schmeckt ein Essen intensiver als nach einer längeren Esspause – trotzdem essen die meisten nach einem Fastentag keine doppelten Mengen, sondern nur etwas mehr als sonst. Abnehmen tut man trotzdem. Und: Man wird mit jeder Woche leichter satt! Wer körperlich aktiv bleibt und die Esspausen durch Bewegung unterstützt, verliert außerdem nicht nur an Gewicht, sondern gewinnt etwas dazu: eine bessere Figur.

Wer zwischen den Mahlzeiten häufig zulangt, wird leichter dick. Das weiß eigentlich jeder, aber wir machen es uns selten klar. Immer noch ist das dauernde Snacken große Mode und gehört mehr denn je zu unserem modernen Lebensstil. Grund für die steigenden Pfunde sind aber keineswegs – wie man vermuten könnte – nur die viel beschworenen Kalorien. Es ist die Anhäufung kleiner Zwischenmahlzeiten und das falsche Timing beim Essen, das uns Menschen träge und dick macht. Selbst wenn es immer nur kleine Mengen und wenige Kalorien sind, legt das Snacken im Inneren der Zellen ein Protein lahm, das unseren Bewegungsdrang steuert. Es macht uns faul und lahm. Die Trägheit ist also keine Frage von fehlender Disziplin, sondern ein Effekt des veränderten Stoffwechsels, also pure Biologie.

Muskeln machen munter

Studien zeigen, dass aktive Muskeln riesigen Einfluss auf den Stoffwechsel des Körpers nehmen. Mithilfe von rund 400 Botenstoffen, die in alle Ecken des Körpers verschickt werden, können Muskeln Fettpolster auflösen, Entzündungen bremsen, Adern wachsen lassen, Knochen stärken und – nicht zuletzt Nerven reparieren. Das ist auch der Grund, warum regelmäßige Bewegung das Risiko an Demenz zu erkranken verringert und bei Depressionen hilft, wieder aktiv und fröhlich zu werden.

Turbo-Tipp

Die beste Unterstützung beim Abnehmen ist die, schnelle, leicht verdauliche Kohlenhydrate einzuschränken. Wer sich daran hält, tut seinem Blutdruck auf Dauer den größten Gefallen. Das heißt: Vor allem abends auf Beilagen wie etwa Nudeln, Kartoffeln, Reis sowie alles Süße verzichten und dafür auf mehr Gemüse setzen.

Autophagie – die Verjüngung der Zelle

Fröhlicher, schlanker, fitter! Hinter vielen positiven Effekten des Kurzzeitfastens steckt ein urzeitlicher Mechanismus. Es ist die Autophagie, eine ausgeklügelte Methode, mit der unser Körper seine Zellen sauber und in Schuss hält.

Viele haben den Begriff Autophagie zum ersten Mal gehört, als der japanische Forscher Yoshinori Ohsumi 2016 den Nobelpreis erhielt. Seine Arbeit ist bahnbrechend. Erst durch ihn wissen wir, dass wir ohne Autophagie im Zeitraffer altern würden. Nur wenn rechtzeitig die Reinigungstrupps der Zellen kommen und den Müll sortieren, der sich im Körper angesammelt hat, bleibt der Mensch gesund. Was sie nicht mehr braucht, wird innerhalb der Zelle zerlegt und wiederverwertet. Defekte Zellorgane, fehlerhafte Proteine, verdorbene Fette, karamellartige Rückstände, Reste von Viren und Bakterien – alles Kaputte, Unnötige und Verbrauchte geht in den Schredder. Was nützlich ist, wird als Baumaterial für neue Zellen wiederverwendet.

> Esspausen steigern die Freude an körperlicher Bewegung. Dann verschwindet endlich das Fettdepot im Bauch und der Blutdruck wird wieder normal!

Es gibt sie also doch, die schon von den alten Fastenärzten gelobte entschlackende Wirkung des Fastens. Von der Mainstream-Forschung wurde dieser Effekt lange Zeit bestritten. Schlacken im Körper? Die gibt es gar nicht, heißt es noch heute oft. Der japanische Nobelpreisträger hat es jedoch ein für alle Mal bewiesen: Es gibt Schlacken. Oder genauer gesagt: zellulären Schrott. Denn die Biologie von Mensch und Tier erzeugt als unvermeidlichen Nebeneffekt des Lebens täglich Abrieb. Durch die Beseitigung dieser Bestandteile werden die Zellen mit neuer Energie versorgt. Unser Stoffwechsel hat die viel gepriesene Nachhaltigkeit geradezu erfunden.

Pizza, Pasta, Pommes und Pralinen: abends lieber nicht!

Wer den Blutdruck senken, die Gefäße schützen und seinen runden Bauch durch Kurzzeitfasten loswerden will, fragt sich vielleicht: Wann beginnt die Autophagie bei mir, wann setzt dieses wunderbare Aufräumen ein? Zum Glück bereits am Morgen nach der ersten langen nächtlichen Esspause, vorausgesetzt, wir halten sie durch. Dann sind am Ende einer Nacht, also nach 12 bis 16 Stunden ohne Kalorien, die Kohlenhydratvorräte der Leber erschöpft und die Autophagie startet richtig durch. Dass dies so ist, konnte bereits in mehreren Studien an Tieren nachgewiesen werden.

2 | Schrumpf den Bauch!

Klar, abnehmen wäre gut, da hat der Doktor natürlich recht, denkt mancher nach einem Arztbesuch. Aber wie zum Teufel soll das gehen? Man könnte mir ebenso gut raten: Schaff Dir kleinere Füße an! Schließlich habe ich mir diese vorgewölbte Kugel doch nicht ausgesucht. Sie ist einfach so gewachsen.

Es ist wahr: Ab einem gewissen Alter entwickeln fast alle von uns mehr Bauch, selbst die ganz Schlanken. Auslöser ist wohl so etwas wie ein überlasteter, mit den Jahren »abgewetzter« Energiestoffwechsel. Doch damit muss man sich nicht abfinden. Es gibt zwei Wege, das Bauchfett loszuwerden: durch Kurzzeitfasten und durch sportliche Aktivität. Am besten wirkt die Kombination von beidem. Längere Esspausen zwischen den Mahlzeiten bieten aber auch denen eine Möglichkeit, die erst einmal keine Lust haben, Sport zu treiben oder es nicht können. Sie erreichen durch kurze Fastenperioden fast dasselbe wie durch Sport: Der Stoffwechsel wird jünger, anpassungsfähiger und lebendiger.

Für alle, die es genauer wissen möchten

Die Pfunde treiben den Blutdruck

Wenn der Blutdruck steigt, ist das in den meisten Fällen eine direkte Folge des Übergewichts, wie Forscher in den vergangenen Jahren zeigen konnten. Wer es schafft abzunehmen, tut damit auch viel für einen gesunden Kreislauf. Eine Faustregel lautet: 10 Kilogramm weniger senken den Blutdruck um etwa 20 mmHg. Für ein gesundes Herz bringt es also oft mehr, den Bauchumfang in den normalen Bereich zu bringen, als Medikamente zu schlucken. Bei vielen schrumpft der Bauch schon sichtbar, wenn nur 2, 3 Kilo weg sind.

Denn es ist vor allem das Körperfett im Bauchraum, das die Gesundheit bedroht. Untersuchungen zeigen, dass das Fettgewebe dort nicht nur Energiespeicher ist, sondern wie eine Art Drüse mit ihren Botenstoffen den ganzen Körper beeinflusst. Das Fettgewebe der Unterhaut an Schenkeln, Oberarmen oder Busen verwaltet die Energievorräte perfekt, im Bauchfett sind diese Abläufe gestört. Hier produzieren Fettzellen Substanzen, die Immunzellen anlocken und wie ein Brandbeschleuniger überall im Körper schleichende Entzündungen in Gang setzen. Verhärtete Arterien, Bluthochdruck und Herzerkrankungen sind die Folge.

Bin ich überhaupt zu dick?

Bis in die 80er-Jahre des vorigen Jahrhunderts hinein ermittelten Gesundheitsexperten das sogenannte Normalgewicht nach der einfachen Broca-Formel: Körpergröße in Zentimeter minus 100 ergibt die Kilogrammzahl. Für das Idealgewicht zogen Männer von dieser Zahl nochmals 10, Frauen 15 Prozent ab. Kleine Menschen und muskulöse Typen sind nach dieser Formel fast immer übergewichtig, hochgewachsene Menschen dagegen viel zu selten. Die Wissenschaft hat seither eine Reihe weiterer Methoden entwickelt, um herauszufinden, ob ein Mensch zu dick ist. Besonders verbreitet ist der Body-Mass-Index (kurz BMI), dessen Formel eine Kennzahl für die Körpermasse liefert. Ein praktisches BMI-Berechnungstool findet man an vielen Stellen im Internet.

BMI = Körpergewicht (kg) : Körpergröße (m)^2
Normalgewichtige haben danach einen Body Mass Index von 18 bis 25. Ab einem BMI von 25 beginnt das Übergewicht. Was über 30 liegt, gilt als krankhaftes Übergewicht oder – wie es die Ärzte nennen – als Adipositas. Doch inzwischen glauben viele Experten, dass der BMI für die Abschätzung von Krankheitsrisiken nicht ideal ist.

Body Mass Index		
	Mann	Frau
Untergewicht	unter 20	unter 19
Normalgewicht	20–24,9	19–23,9
Leichtes Übergewicht	25–29,9	24–29,9
Starkes Übergewicht	30–40 und darüber	30–40 und darüber

Geht es um den Blutdruck, sind BMI und Pfunde auf der Waage weniger wichtig als der Bauchumfang. Ein Blick auf den Umfang der Körpermitte erlaubt eine bessere Vorhersage über die Entwicklung von Bluthochdruck und anderen Stoffwechselstörungen.

Vor allem das Verhältnis von Taille zu Hüfte (englisch *Waist-to-Hip Ratio*) zeigt die Verteilung der Fettpolster. Dafür den Taillenumfang durch den Hüftumfang teilen. Beispiel: Taille 82 (Zentimeter) geteilt durch Hüfte 97 (Zentimeter) ergibt 0,84. Das ist ein Idealwert. Denn das Ergebnis soll bei Männern kleiner als 1,0 und bei Frauen kleiner als 0,85 sein. Wer darüberliegt, sollte etwas gegen sein Bauchfett tun.

Als Zielgewicht einen BMI von 25 kg/m^2 anstreben. Beim Taillenumfang ist das Ziel: bei Männern unter 102 Zentimeter und unter 88 Zentimeter bei Frauen.

Neuerdings empfehlen Forscher auch das Verhältnis von Taille zu Körpergröße als das Maß aller Dinge. Bei dieser Waist-to-Height Ra-

Selbst einmal die Taille prüfen

Perfektes Messen geht so: Ein Maßband zücken und im Stehen um die unbekleidete Taille legen, und zwar am besten morgens vor dem Frühstück. Das Maßband knapp oberhalb des Bauchnabels anlegen. Dabei die Bauchmuskeln entspannen, ausatmen, aber den Bauch nicht einziehen. Die Hüftweite an der stärksten Stelle messen.

tio wird der Taillenumfang durch die Körpergröße geteilt. Wer zum Beispiel einen Bauchumfang von 80 Zentimetern gemessen hat und 180 Zentimeter groß ist, teilt 80 durch 180. Die Figur ist perfekt, wenn das Ergebnis unter 0,5 liegt, über 50-Jährige können aber auch mit einem Wert bis 0,6 sehr zufrieden sein.

Außen schlank, innen dick?

Klar, wenn der Bauch sich deutlich sichtbar über dem Gürtel wölbt, weiß man, dass etwas geschehen muss. Doch auch Fett, das sich unbemerkt im Inneren des Körpers ansammelt, kann den Blutdruck in die Höhe treiben. Gefährdet ist eine Gruppe von Normalgewichtigen, die ihre Fettansammlungen gar nicht bemerken, weil sie sich innen verstecken. Oft erkennt man die Betroffenen an extra schlanken Armen und Beinen mit sehr wenigen Muskeln. Beim Blick ins Innere des Körpers dieser äußerlich Schlanken sehen Forscher oft, dass sich zwischen den inneren Organen erhebliche Fettpolster zeigen. Als »dicke Dünne« bezeichnen sie diese normal- bis untergewichtigen Zeitgenossen, die sparsam essen und sich so wenig bewegen, dass ihre Muskeln stark geschrumpft sind. Weil sie viel Zucker- und Stärkehaltiges konsumieren, ist ihr Stoffwechsel oft genauso belastet wie der eines sichtbar Übergewichtigen.

Diese an sich schlanke Gruppe startet am besten mit Sport, genügend Protein und ballaststoffreichem Essen ins gesündere Leben (siehe Seite 85ff.). Straffe Bauchmuskeln allein helfen ihnen nicht. Sie profitieren vor allem vom Muskelaufbau für den ganzen Körper.

Durch regelmäßigeres Training und wachsende Muskeln verschwinden die Polster im Inneren und die Laborwerte normalisieren sich (siehe Kapitel »Hol die Muskeln zurück!«, Seite 107). Straffe Bauchmuskeln allein helfen gegen Blutdruck steigerndes Bauchfett nicht. Will man die Polster im Inneren des Körpers zum Verschwinden bringen, ist nur ein ganzheitlicher Muskelaufbau effektiv. Je mehr Muskeln mitmachen, desto leichter geht Abnehmen.

Diese Tatsache gewinnt ab dem 30. Lebensjahr zusätzlich an Bedeutung, weil von da an unsere Muskeln schleichend weniger werden. Es sei denn, wir trainieren gezielt dagegen an. Aber wie kriegt man möglichst viele Muskeln zum Wachsen? Indem man sie benutzt. Fordert man Bizeps und Konsorten richtig heraus, entstehen im Inneren mikroskopisch feine Risse. Das ist ein Fall für die Reparaturtrupps des Körpers. Sie versorgen die winzigen Schäden mit zusätzlichen neuen Proteinen, damit der Muskel wächst. Aber das braucht Geduld und regelmäßiges Ausruhen. Als gute Regel empfehlen Sportwissenschaftler: einen Tag trainieren, einen Tag Entspannung. Richtig schmerzhaften Muskelkater sollte man lieber vermeiden. Er zeigt, dass die Anstrengung zu groß war.

Vorteile

Wer abnimmt und auf diese Weise seinen Blutdruck senkt, hat mehr vom Leben. Wenn die Pfunde schwinden …

- muss das Herz nicht mehr so schwer arbeiten,
- lassen Spannungs- und Angstgefühle nach,
- hellt sich die Stimmung auf,
- wird der Schlaf erholsamer und tiefer,
- fühlt man sich körperlich entspannter und flexibler,
- verbessert sich die Konzentrationsfähigkeit,
- sinkt das Risiko für Diabetes, Osteoporose und sogar für einige Krebsarten.

Regisseur eines neuen Lebensstils

Es hat gefunkt: Der Start ins veränderte Leben ist gelungen? Wunderbar! Das ist ein Grund zur Freude auf eine beschwingte Zukunft. Denn beim blutdruckfreundlichen Leben geht es nicht ums Abnehmen oder Salzsparen allein, sondern um mehr. Nämlich um ein gutes Leben, um den Zugang zu den eigenen Gefühlen, um die Balance von Körper und Seele, um Entspannung, vielleicht sogar um so etwas wie Lebensglück. Anregungen dazu findet man auf vielen Seiten dieses Buches. Anfangs hilft vor allem die Freude am Erfolg beim Kurzzeitfasten: Der Blutdruck sinkt, die alten Hosen schlottern, die Taille kommt zum Vorschein – ein tolles Gefühl, schöner als Fliegen.

3 | Beim Abnehmen gegessen? Kein Drama!

Vor Frust die Keksdose geräubert? Zwischendurch Schokolade gegessen, weil die Nerven gerade dünn wurden? Oder zugelangt, weil die Kollegen Kuchen mitgebracht haben? Solche Flops sind kein Grund, das Kurzzeitfasten aufzugeben. Wer gegen gute Vorsätze verstoßen hat, quält sich besser nicht mit Vorwürfen. Es dauert eben eine Weile, bis sich die neuen Gewohnheiten in unserem Alltag verankert haben. Also locker weitermachen und am nächsten Tag die Esspausen wieder einhalten. Eine Schlankheitskur, die man nur ein paar Stunden durchhalten muss, kann eigentlich nie schiefgehen. Scheitern gibt's nicht.

Für alle, die es genauer wissen möchten

Wie geht Durchhalten?

Einmal eine Weile ganz ohne Mahlzeiten auszukommen, ist anfangs selbst für disziplinierte Leute nicht ganz einfach. Oft merkt man nicht rechtzeitig genug, dass man gerade etwas in den Mund steckt, obwohl der Zeitpunkt für die nächste Mahlzeit noch nicht da ist. Es kann auch sein, dass das »hungrige« Gehirn einen nachts zum Essen weckt, weil der Wille dann zu schläfrig ist, um sich ans Kurzzeitfasten zu erinnern. Wer schon lange mit seinem Gewicht kämpft und nicht tief genug schläft, wird manchmal zum Opfer solch nächtlicher Hungerattacken.

Für den Langzeiterfolg braucht man etwas Geduld mit sich selbst. Also nicht gleich streng werden und sich mit Vorwürfen bestrafen, wenn man in Fastenzeiten ungeplant gegessen hat. Hier geht es nicht um Versagen, Schuld oder Sühne. Vieles von dem, was wir für einen Mangel an Disziplin oder für einen zweifelhaften Charakterzug halten, ist in Wirklichkeit knallharte Biologie. Wir glauben zwar, selbst zu entscheiden, wann wir essen. Aber tatsächlich springen unsere Organe an und initiieren, was wir tun. Wir sind gesteuert von Genen, Hormonen und inneren Uhren. Sie alle müssen erst umerzogen werden. Man sagt sich also bei Flops am besten: »Na gut, ich habe mehr gegessen, als ich wollte. Kann passieren. Ab morgen bin ich wieder im Plan.«

Ja – ich will

Die erste und wichtigste Frage ist: Will ich wirklich abnehmen? Und: Will ich meinen Blutdruck dauerhaft regulieren und ohne Jo-Jo-Effekt ein paar Kilo loswerden? Will ich wieder Freude an körperlicher Bewegung bekommen und mich rundum wohlfühlen? Wer diese Fragen mit einem entschlossenen »Ja!« beantwortet und endlich gegen die stetig wachsenden Fettpolster aufmucken will, kann sein Ziel durch Kurzzeitfasten auf einfache, gesunde und kostengünstige Weise erreichen.

Natürlich ist das sehnsüchtige Gefühl des Hungers, das sich in den Esspausen zwischen den Mahlzeiten unweigerlich einstellt, zunächst nicht angenehm. Zu sehr hat uns das Schlaraffenland geprägt, das uns mit seinen überall verfügbaren Snacks und leckeren Getränken umgibt. Unser Appetit wird täglich tausendfach gekitzelt, echter Hunger ist uns fremd geworden. Anfangs erscheinen uns Hungergefühle sogar bedrohlich. Denn die wenigsten von uns sind gewöhnt, stundenlang nichts, aber auch gar nichts zu essen. Die gute Nachricht: Man gewöhnt sich schneller daran, als man denkt.

Ohne Diätkorsett

Den quälenden Dauerhunger, den viele von vorangegangenen Diäten kennen, gibt es beim Kurzzeitfasten zum Glück nicht. Es ist der Gedanke »Bald kann ich wieder essen, was ich will!«, der das Durchhalten leicht macht. Was sind schon ein paar hungrige Stunden gegen kulinarische Freiräume, die man bei der nächsten Mahlzeit wieder unbeschwert genießen kann – ganz ohne starre Regeln und schlechtes Gewissen.

Diese innere Freiheit spielt auch eine Rolle, wenn es darum geht, die selbst gewählten Esspausen entspannt einzuhalten. Wer sich das Timing für die Mahlzeiten aussuchen kann, hält leichter durch als jemand, dem jeder Bissen und jede Kalorie vorgeschrieben wird.

Jeder geglückte Tag macht stärker

Wie empfindsam wir auf Hungergefühle reagieren, ist von Mensch zu Mensch verschieden. Natürlich zeigt sich in den ersten Tagen immer wieder einmal die Lust auf Essbares, sie vergeht aber ziemlich schnell, wenn man ihr die Rote Karte zeigt, auf die Uhr schaut und sagt: jetzt nicht, später! So schnell, wie das Hungergefühl gekommen ist, verschwindet es auch wieder. Man kann es regelrecht wegschicken. Nach 2, 3 Wochen erscheint das sehnsüchtige Gefühl in Kopf und Bauch ziemlich pünktlich. Viele sagen: Ich kann die Uhr danach stellen; wenn ich hungrig werde, dann ist meine Essenszeit gekommen.

Ein bedrohliches Alarmsignal des Körpers ist solcher Hunger also nicht, messen wir dem Störenfried also nicht zu viel Bedeutung bei. Trotzdem hört man oft, dass Gesunde, die länger nichts gegessen haben, sagen: »Ich bin unterzuckert.« Tatsächlich stimmt das in der Realität selten. Was wir bemerken, wenn wir uns etwas zittrig und schlapp fühlen, ist ein Regulationsmechanismus des Körpers. Schwinden die Kohlenhydratvorräte, die jeder von uns in der Leber besitzt, schaltet der Körper auf Fettverbrennung. Also genau in den Modus, den wir beim Abnehmen erreichen wollen. Das Signal hierfür gibt das Stresshormon Adrenalin. Viele Menschen registrieren diese Umstellungsphase. Anzeichen wie etwa Herzklopfen, Schwindel oder Schwächegefühle sind da kein Alarmsignal, sondern nur ein Zeichen, dass der Körper Adrenalin ausschüttet, um an seine Fettvorräte heranzukommen. Denn er muss ja auch in Esspausen durchgehend versorgt werden.

Beim Fasten ist Ihnen etwas schwindelig? Mit dem Arzt darüber reden. Es kann sein, dass die Tabletten zu hoch dosiert sind, weil der Blutdruck jetzt ganz von selbst absinkt.

Was tun, wenn einem beim Fasten flau wird?

Erst einmal hinsetzen und ein Glas Wasser trinken. Die Ursache für das Unwohlsein ist oft ein Mangel an Flüssigkeit: Wenn die Leber auf Fettverbrennung umschaltet und ihre Energiereserven anzapft, entzieht sie den Zellen Wasser. Der Kreislauf kommt schnell wieder in die Balance, wenn man den Bedarf deckt. Wird einem in Fastenphasen also etwas flau, hilft es, deutlich mehr zu trinken als sonst. Die Menge ist individuell, man muss es aber nicht übertreiben, meistens reichen ein, zwei Gläser Wasser. Das stabilisiert den Kreislauf, beruhigt den Magen und dämpft ganz nebenbei auch den Hunger.

Falls man sich nach einer körperlichen Anstrengung schlapp und zittrig fühlt, ist es auch gut, sich einfach hinzulegen und ein paar Minuten Ruhe zu halten. Und vielleicht einen Schluck leicht gesüßten

Kalium für einen gesunden Blutdruck

Bluthochdruck kann aus vielen Gründen entstehen. Einer davon: Wir essen im Verhältnis zu unserer Vorliebe für Kochsalz zu wenig Kalium. Der wichtige Mineralstoff steckt vor allem in pflanzlichen Lebensmitteln, besonders in Gemüse, Kräutern und Obst. Er reguliert Blutdruck und Wasserhaushalt des Körpers im Zusammenspiel mit Kochsalz.

Je mehr Kochsalz wir essen, desto mehr Kalium sollten wir zu uns nehmen, um den Blutdruck in einem gesunden Rahmen zu halten. Entscheidend ist dabei das Verhältnis von Natrium und Kalium. Und das hat sich seit der Steinzeit enorm verändert. Vor der Entwicklung der Landwirtschaft hatten Jäger und Sammler täglich nur etwa 1 Gramm Natrium (1 Gramm Kochsalz entspricht 0,4 Gramm Natrium) gegessen. Dafür konsumierten sie mithilfe von Pflanzenkost rund 10 Gramm Kalium. Ein riesiger Unterschied zu uns heutigen Menschen.
Deshalb rät die Weltgesundheitsorganisation (WHO) dazu, mehr kaliumreiche Pflanzenkost zu essen. Denn damit würde nicht nur der Blutdruck gesenkt, sondern auch das Risiko für Herz-Kreislauf-Erkrankungen, Schlaganfall und Koronare Herzkrankheit. Diese Empfehlung ist der WHO so wichtig, dass Experten der Organisation sie sehr nachdrücklich aussprechen.

Kalium dämpft auch die Salzsensitivität (siehe Seite 65). Auf ein Übermaß an Kochsalz reagiert der Körper im Prinzip immer mit einer Erhöhung des Blutdrucks. Ist jedoch gleichzeitig reichlich kaliumreiche Kost auf dem Teller, steigt der Blutdruck weniger stark. Dazu kommt: Die weißen Kristalle aus dem Streuer veranlassen die Nieren, Kalium auszuscheiden – je mehr Salz wir konsumieren, desto stärker sinkt der Kaliumspiegel um Blut. Ist der sehr niedrig, kann das vor allem für Hochdruckgeplagte gefährlich werden, die Diuretika (Entwässerungsmittel) wie etwa Thiazide, Furosemid oder Torasemid einnehmen. Im Extremfall entsteht ein erhöhtes Schlaganfallrisiko.
Bevor man jedoch einfach zur Kaliumtablette greift, sollte man unbedingt mit seinem Arzt sprechen. Kaliumtabletten können für Nierenkranke und Menschen mit Herzschwäche brandgefährlich werden.

Überblick: Schon kleine Veränderungen bringen viel				
	Was tun?	**Wie viel ist gut?**	**Effekt**	**Blutdruckwerte**
Körpergewicht	Esspausen einhalten, Bauchumfang reduzieren	BMI bis 25 und gesunden Bauchumfang anstreben	Reduziert Entzündungen in den Gefäßen	sinken um 5 bis 10 mmHg
Ernährung	Essgewohnheiten ändern, Fertigprodukte meiden	An frischem Gemüse satt essen	Verbessert die Balance zwischen Salz und Kalium	sinken um bis zu 11 mmHg
Kochsalz	Salzempfindlichkeit prüfen (Seite 66)	Bei extremer Empfindlichkeit jegliche Salzzugabe vermeiden	Jeder Zweite mit Bluthochdruck profitiert vom Salzsparen	sinken bei sehr Salzempfindlichen um 6 mmHg
Kalium	Durch viel Pflanzenkost mehr Kalium aufnehmen	3,5–5 Gramm Kalium pro Tag (siehe Seite 176ff.)	Kalium hilft, Natrium auszuscheiden	sinken um 4–5 mmHg
Ausdauersport	Gut sind Walking, Wandern, Laufen oder Schwimmen	90–150 Minuten pro Woche	Sanfte Steigerungen stärken die Elastizität der Blutgefäße	sinken um 2–5 mmHg
Kräftigungstraining	Muskelaufbau unter Anleitung	90–150 Minuten pro Woche	Muskeln mildern viele Belastungen im Alltag	sinken um 2–4 mmHg

Tee zu trinken oder zur Not ein kleines Stück Traubenzucker zu essen. Das bringt einen nicht aus dem Fastenrhythmus.

Lieber Hunger, komm später wieder!

Was kann ich tun, wenn ich in Versuchung gerate und der Hunger mich gerade mit aller Macht zum Essen lockt? Am besten erst einmal Zeit gewinnen und für Ablenkung sorgen. Also den Raum verlassen, wenn möglich ins Freie gehen, Sport treiben, jemanden anrufen oder ein paar Formalitäten erledigen, die man schon lange vor sich hergeschoben hat. Konzentriert man sich auf andere Dinge, verschwindet der Hunger erst einmal für eine Weile. Man kann sich aber auch fragen, ob es wirklich Hunger ist, der einem zu schaffen macht, oder eher Durst? Ein Glas Wasser oder eine Tasse Tee bringen den Hunger oft zum Verschwinden. Auch eine Tasse selbst gekochter Brühe (siehe Seite 205) besänftigt den Magen.

4 | Hol die Muskeln zurück!

»Sie brauchen Bewegung, gehen Sie zum Sport!«, sagt der Arzt vielleicht nach dem Blutdruckmessen mit einem besorgten Blick. Klar, solche Ratschläge kennen wir! Aber folgen wir ihnen auch? Sagen wir einmal so: eher ungern! Auf ungebetenen Rat reagieren die meisten von uns mit Desinteresse oder mit Ablehnung. Schade, denn der Arzt hat gute Gründe für seinen Hinweis. Körperliche Aktivität gehört zum Besten, was wir für einen gesunden Blutdruck tun können. Wer sich regelmäßig bewegt und trainiert, baut Stress ab, schläft tiefer, hat bessere Laune und gute Chancen, sein Gewicht auf Dauer in Schach zu halten. Vielleicht das Beste daran: Auch die grauen Zellen profitieren!

Für alle, die es genauer wissen möchten

Bewegung senkt den Blutdruck

Der eine geht zum Laufen, der andere ins Fitnessstudio – nur ich bin faul wie die Sünde? Dann wird es Zeit, die Muskeln wieder spielen zu lassen. Der Körper verzeiht manche Eskapade, wenn wir ihn in Schwung halten. Fährt man dagegen sogar den kürzesten Weg mit dem Auto, arbeitet den ganzen Tag am Schreibtisch und sitzt abends vor dem Fernseher, fallen auch kleine Sünden ins Gewicht. Nun könnte man sagen: Ich sitze viel, also esse ich wenig. Doch damit bringt man den Körper ebenfalls in die Klemme. Wer wenig isst, bekommt wenig lebenswichtige Nährstoffe. Wagen wir also lieber den Einstieg in ein aktives Leben. Selbst wer seit Jahren beim Sport keinen Schweißtropfen mehr vergossen hat, findet keinen besseren Weg zu ungebremstem Essgenuss und seelischem Wohlbefinden, als den, sich aus dem Sessel zu erheben und auf die Socken zu machen.

Was passiert, wenn wir uns zu wenig bewegen?

Klar, die Muskulatur wird nicht mehr gefordert und bildet sich zurück. Kommt es zum Abbau großer Muskelgruppen, sprechen Fachleute von Sarkopenie. Sie entsteht, wenn Muskelfasern verschwinden und der Körper die entstehenden Lücken mit Fett ausfüllt. Ein krankhafter Schwund an Körperkraft kann die Folge sein. Das Leiden der verschwundenen Muskeln war bislang nur für eine Alterserscheinung gehalten worden, nun wird immer klarer, dass die Sarkopenie schon sehr viel früher auftreten kann, wenn man sich nicht genug bewegt. Ärzte und Sportwissenschaftler warnen vor dieser bislang unterschätzten Gesundheitsgefahr.

Doch zum Glück zeigen viele Beispiele: Der Verlust an Muskeln und Kraft lässt sich verhindern und rückgängig machen. Jedenfalls hatten die betagten Teilnehmer einer US-Studie, die jahrzehntelang Rennrad gefahren waren, weder Muskeln verloren, noch zusätzliches Fett eingelagert. Auch wenn sie angaben, das Alter zu spüren, glichen ihre Körper eher denen von 30- als von 70- oder 80-Jährigen. Sportwissenschaftler bestätigen, dass die Trainierbarkeit von Kraft und Ausdauer bis ins hohe Alter einigermaßen konstant bleibt. Tierversuche zeigen das gleiche Ergebnis: Ältere Muskeln reagieren auf Trainingsreize nicht anders als junge.

Trainieren macht high!

Die Muskulatur bildet das größte Organ im Körper. Hier werden Fette abgebaut und Zucker verbrannt. Verliere ich Muskeln, wächst mein Bauch. Bewegung dagegen dämpft den Hunger, lässt Glückshormone fließen und verscheucht Stresshormone wie Cortisol. Das hebt die Stimmung, wir erleben Entspannung und Glücksgefühle, die den Blutdruck beruhigen. Wer seine Muskeln täglich ein bisschen spielen lässt, wird vom Gehirn belohnt. Schon kleine Anstrengungen entspannen, das weiß jeder, der regelmäßig walkt, läuft, skatet, tanzt, Rad fährt oder rudert. Wenn die Muskeln arbeiten, sinkt die Aktivität im Stirnhirn – angestrengtes Grübeln, Ärger und Sorgen treten in den Hintergrund. Auch wenn der echte Kick, das euphorische Hoch des sogenannten Runner's High, wohl eher selten ist, lohnt es sich beim Sport durchzuhalten. Denn regelmäßige Aktivität sorgt nicht nur für gesunde Blutdruckwerte, sondern auch für ausgeglichenen Appetit und ein dickes Plus beim Wohlbefinden.

Ab sofort sind wieder regelmäßige Muskelspiele angesagt, damit die Kräfte wachsen und der Blutdruck sinkt.

Treibt man seine Muskeln nach faulen Zeiten das erste Mal wieder richtig an, erlebt man vielleicht am nächsten Tag kleine Nachwehen. Hier und da im Körper ziept es ein bisschen. Hat man übertrieben, zwickt der Muskelkater, Arme und Beine scheinen schwach und erholungsbedürftig. Gerade am Anfang, wenn der untrainierte Körper mit Umbauprozessen beschäftigt ist, um den neuen Aufgaben gewachsen zu sein, braucht er nach intensiven Anstrengungen einen Tag Pause.

Geduldig bleiben

Die wenigsten Menschen schaffen auf Anhieb einen Halbmarathon oder Klimmzüge im Dutzend. Doch mit entsprechendem Training bekommt jeder, wirklich jeder eine bessere Kondition. Etwas Beharrlichkeit ist nötig. Denn in den ersten Wochen des Trainings verbessert sich vor allem die Koordination der Muskulatur. Erst etwa ab der 4. Woche beginnt der Muskel zu wachsen, ab dem 2. Monat zeigen sich die Erfolge auch optisch. Dann wird es Zeit, die Komplimente einzusammeln.

Mattigkeit überwinden

Erkrankungen und Medikamente können müde machen. Dann braucht man viel Willenskraft, um körperlich aktiv zu werden, vor allem weil das Projekt »Blutdruck runter« auf einen längeren Zeitraum angelegt ist. Wer bisher dachte »Sport ist Mord« und sich Action lieber vom Sofa aus im Fernsehen ansah, kriegt die Kurve ins aktive Leben leichter, wenn er die Veränderungen nicht allein bewältigen muss. Es gilt also, einen Trainingspartner zu finden. Alles wird einfacher, wenn man jemanden hat, der einen auf dem Weg zum gesunden Blutdruck ins sportlich aktive Leben begleitet oder – falls nötig – hilft, Gewohnheiten und Sichtweisen zu verändern. Es muss keineswegs immer ein Familienmitglied oder ein Experte sein, es reicht, wenn die betreffende Person sich das Ziel »gesunder Blutdruck« zu eigen macht, Erfolge mitfeiert und uns motiviert, durchzuhalten, wenn es einmal schwierig wird.

Der ideale Beistand auf dem Weg ins sportlich aktive Leben …

- kritisiert nicht an mir herum,
- liefert mir Anregungen und unterstützt mich,
- schätzt mich als Mensch und begegnet mir auf gleicher Höhe,
- will mich nicht bevormunden,
- hält es aus, wenn ich einmal schwach werde oder Angst bekomme.

Sitz nicht so viel!

Wir alle hocken ständig reglos im Sessel, am Schreibtisch, in Auto oder Bahn und an den diversen Bildschirmen. Es ist vor allem dieses versteinerte Herumsitzen, das die Wahrscheinlichkeit von Bluthochdruck erhöht. Unterbrechen wir den Sitzmarathon also so oft wie möglich durch Bewegung: aufstehen, recken, strecken, hin und her laufen! Das geht auch im Büro, im Warteraum oder bei Fahrten mit dem Zug. Weil man das leicht vergisst, wenn man konzentriert arbeitet, gibt es bereits kleine Computerprogramme und Smartphone-Apps, die einen erinnern, wann es Zeit ist, um mal wieder aufzustehen.

Das Ziel: Regelmäßig bewegen! Die Muskeln mit moderatem bis dynamischem Training mindestens 30 Minuten an 5 bis 7 Tagen pro Woche in Schwung bringen.

Rührt euch!

Es sind die einfachen Alltagstricks, die uns befreien können: Beim Fernsehen die Werbepausen für kleine Übungen nutzen. Im Büro die Kollegen persönlich aufsuchen, anstatt nur eine Mail zu schicken. Der beste Fitmacher für ultrakurze Strecken: Nicht in gemächlichem Tempo dahinzockeln, sondern zügig zum Ziel marschieren. Einfach immer so tun, als wäre man für einen Termin etwas zu spät dran.

Die schönsten Nebenwirkungen: Bewegung hebt die Laune und hilft beim Denken. Selbst knifflige Probleme lösen sich nach einem zügigen Rundgang oft wie von selbst, weil der Gehirnstoffwechsel schon bei moderater Aktivität um etwa ein Drittel zunimmt. In Krisen und bei Ideenstau ist es deshalb effizienter, aufzustehen und seine Muskeln in Gang zu setzen, als verzweifelt am Schreibtisch hocken zu bleiben.

Bodybuilding für zu Hause

Vor allem gezieltes Krafttraining trägt dazu bei, wieder Muskulatur aufzubauen. So lässt sich der Verlust an Muskelmasse nicht nur verhindern, sondern zum Glück rückgängig machen. Wenn kein Fitnessstudio in der Nähe ist oder wir ohnehin lieber zu Hause bleiben, können wir uns mit ein paar leichten Hanteln und elastischen Bändern selbst ein Trainingsprogramm zusammenstellen. Ganz ohne Einstiegshilfe klappt das meistens nicht. Am besten einen guten Physiotherapeuten oder Sportwissenschaftler um ein Programm zum Muskelaufbau bitten und mit ihm zusammen einüben. Mindestens zweimal die Woche nach Plan trainieren, einmal pro Woche den Bauchumfang messen.

Ein Action-Programm für unterwegs

Viele Berufstätige sind dauernd auf Achse und übernachten in Hotels oder Pensionen. Statt abends vom Hotelbett aus in die Glotze zu gucken, kann man ein leichtes Bewegungsprogramm starten. Bunte Latexbänder ermöglichen kleine Work-outs mit großer Wirkung. Sie werden von vielen Herstellern angeboten und passen in jede Handtasche. Ihr großer Vorteil: Die Bänder bieten konstanten Widerstand – je stärker man zieht, desto mehr bekommen die Muskeln zu tun. Ein mitgeliefertes Poster mit Übungen hilft, auch unterwegs ein 30-Minuten-Programm umzusetzen. Wer lieber draußen trainiert, kann

Kleine Veränderungen, große Wirkung

Bringen wir mehr Bewegung in unser Leben. Verbessern wir Kraft, Ausdauer, Beweglichkeit und Koordination im Alltag. Ab sofort …

- nutzen wir jede Treppe,
- gehen wir – wann immer möglich – zu Fuß,
- betrachten wir beim Einkaufen die vollen Taschen als Trainingsgerät und tragen sie gern nach Hause,
- drücken wir uns nicht mehr vor der Gartenarbeit,
- spielen wir mit Kindern, Enkeln, Freunden und Bekannten wieder mal draußen und haben dabei Spaß,
- gehen wir in Arbeitspausen nicht nur zum nächsten Imbiss oder in die Kantine, sondern – wann immer möglich – flott spazieren.

frühmorgens vor der Arbeit oder abends mit einem Stadtplan loslaufen und zu Fuß die Stadt erkunden. In einer halben Stunde bekommt man eine Menge von der Umgebung zu sehen, wenn man mit schnellen Schritten oder gar im Jogging-Tempo auf Entdeckungsreise geht.

Schrittzähler machen Lust auf mehr

Einsteiger ins aktive Leben starten am besten mit Spaziergängen. So entdecken sie den eigenen Rhythmus und können das Tempo mit der Zeit steigern. Elektronische Schrittzähler, auch Pedometer genannt, bieten eine erstaunliche Motivationshilfe. Das ist das Ergebnis einer Studie, in der die mit Schrittzählern ausgestatteten Teilnehmer fast dreimal mehr Fett abbauen konnten als die Vergleichsgruppe ohne Aktivitätstracker. Der Grund: Moderne Schrittzähler liefern eine Rückmeldung, wie es auf dem eigenen Bewegungskonto wirklich aussieht. Die Zahlen animieren viele Nutzer, ihre Schrittzahl zu optimieren. Dann heißt es oft: »Mir fehlen noch 2000 Schritte, dann fahre ich nicht mit dem Auto zu meinem Termin, sondern gehe lieber zu Fuß.«

Viele Organisationen und Experten empfehlen mindestens 10 000 Schritte am Tag. Das ist im Alltag eine ganze Menge. Die Kondition und der Bedarf an Bewegung sind aber natürlich von Mensch zu Mensch verschieden. Man sollte die Zehntausendermarke also nicht zu streng sehen und sich ein eigenes tägliches Ziel setzen. Wichtig ist einfach, diese selbst gewählte Vorgabe klar im Auge zu behalten und zu versuchen, sie täglich zu erreichen und nach einer Weile zu steigern.

Radeln bringt uns weiter

Wer erhebliche Pfunde auf die Waage bringt, braucht anfangs eine schonende Sportart wie etwa das Radfahren. Dabei trägt der Sattel zwei Drittel des Körpergewichts, das schont die Gelenke. Neben den Beinen trainiert der Tritt in die Pedale auch Muskeln am Rumpf und rund um die Wirbelsäule, die bei anderen Sportarten oft zu kurz kommen. Das Ergebnis einer skandinavischen Studie zeigt, wie profitabel es ist, in Schwung zu kommen. Forscher haben über 10 Jahre die Daten von 2000 schwedischen Männern und Frauen im Alter von etwa 40 Jahren unter die Lupe genommen. Bei der Auswertung zeigte sich, dass sowohl die Studienteilnehmer, die während der gesamten Beobachtungszeit regelmäßig Rad gefahren waren, als auch diejenigen, die erst später aufs Rad stiegen, ihrem Herz-Kreislauf-System etwas Gutes taten: Radfahrer hatten im Vergleich zu den Menschen, die sich bequem mit Auto, Bus und Co. fahren ließen, ein um 39 Prozent reduziertes Risiko zu erkranken. Die Autoren der Studie wiesen darauf hin, dass dabei nicht so sehr die Länge der Radelstrecke zählt, sondern dass es gilt, kurze, intensive Leistungsspitzen zu erreichen.

Bewegung bei Herzschwäche

Hat der hohe Blutdruck das Herz bereits angegriffen, galt früher: Man muss sich schonen. Heute weiß man, dass regelmäßige Bewegung und Ausdauersport helfen, die Beschwerden chronischer Herzschwäche zu lindern. Der Hintergrund: Das Herz allein kann unser Blut nicht durch den ganzen Körper hindurchpumpen. Als Helfer braucht es den äußeren Druck auf die Venen – und den üben die Muskeln aus. Ärzte nennen diese biologische Unterstützung des Herzens folgerichtig Muskelpumpe. Untersuchungen zeigten, dass sich die Leistungsfähigkeit um 10 bis 25 Prozent verbessern lässt – je nach Intensität und Dauer des Trainingsprogramms.

Spielen wir wieder einmal mit Familie, Freunden und Bekannten draußen an der frischen Luft mit dem Ball oder hüpfen sogar auf dem Trampolin. Oder trauen wir uns einfach mal wieder, mit den Kindern Fangen zu spielen. Das macht auch an grauen Tagen richtig Spaß.

Ist das Herz geschwächt, empfehlen sich vor allem Aktivitäten, die mit vergleichsweise wenig Kraftaufwand möglich sind: Spazierengehen, Wandern, Nordic Walking und Radfahren. In den ersten Wochen ist eine ärztliche Überwachung nötig. Vertragen die Einsteiger das sanfte Training gut, kann es unter ärztlicher Kontrolle gesteigert werden. Dabei geht es nicht in erster Linie darum, die Leistung des Herzens zu verbessern, sondern es gilt zu verhindern, dass die Betroffenen immer mehr Muskelmasse verlieren.

> Wer fit werden möchte, sollte die überall grassierende Kohlenhydratflut eindämmen, beim Fett maßhalten und dafür den Proteinanteil im Speiseplan etwas erhöhen. Das Eiweiß muss dabei keineswegs aus Fleisch stammen. Auch Fisch, Eier, magere Milchprodukte und Hülsenfrüchte sind wertvolle Eiweißquellen. Vielfalt zählt.

Am besten gelingt der Einstieg ins aktive Leben durch die Teilnahme an einer Herzsportgruppe. Diese ärztlich betreuten und durch einen qualifizierten Übungsleiter geleiteten Gruppen mit maximal 20 Teilnehmern treffen sich mindestens einmal pro Woche zum Rehabilitationssport. In den meisten Fällen sind Herzsportgruppen an örtliche Sportvereine angeschlossen, die mit den behandelnden Ärzten und entsprechenden Fachkliniken kooperieren.

Trampolin

Wer darauf lustig herumhüpft, wird fitter, wer einfach nur vorsichtig darauf geht, auch. Wer einmal ein Weilchen auf einem guten Trampolin gesprungen ist, der merkt spätestens am nächsten Tag: Es tut wirklich gut. Von den Zehen bis zu den Fingerspitzen wirkt diese sanfte Trainingsmethode auf jeden Teil des Körpers. In der Aufwärtsbewegung erleben wir für einen kleinen Moment die Schwerelosigkeit und lockern uns, bis unsere Füße wieder auf der Sprungmatte landen. Das wirkt entspannend bei hohem Blutdruck. Schon ein leichtes Trampolintraining stimuliert Blutgefäße und Lymphbahnen. Gerade ältere Menschen profitieren. Mit dreimal wöchentlich 10 bis 15 Minuten auf dem Gerät starten, die Zeiten langsam steigern.

Nach dem Training isst man weniger

Früher fürchteten Experten, dass mehr Bewegung zwar den Kalorienverbrauch ankurbelt, aber danach den Appetit entsprechend steigert. Damit wäre das Ganze ein Nullsummenspiel, und am Ende brächte Sport keinen Vorteil beim Abnehmen. Studien zeigen jedoch, dass intensives Training diejenigen Hormone ansteigen lässt, die den Appetit hemmen, den Level des hungererzeugenden Botenstoffs Ghrelin jedoch unverändert lässt. Fragte man sportlich Aktive nach dem Training, empfanden sie sowohl nach Ausdauer- als auch nach Muskeltraining weniger Hunger als sonst. Nach einem sehr harten Training aßen die Sportler zwar etwas mehr, aber ihr Energieverbrauch lag erheblich höher als bei der Vergleichsgruppe ohne Bewegung. Es bleibt also ein Gewinn in der Energiebilanz, der das Leben leichter macht.

Typgerecht aktiv werden

Bewegung stärkt das Herz und hilft den Blutdruck zu regulieren. Also die Muskeln regelmäßig mindestens dreimal in der Woche etwa 30 bis 40 Minuten lang spielen lassen. Mehr ist besser. Wichtig: Die Leistung langsam und geduldig steigern. Für gute professionelle Anleitung Kursangebote nutzen.

Für Rundliche mit Bluthochdruck, die zum ersten Mal trainieren, und für ältere Menschen

Einen Schrittzähler (Pedometer) besorgen oder eine entsprechende App fürs Smartphone runterladen. Unter Anleitung ein Trampolin ausprobieren. Mit 3000 Schritten pro Tag beginnen und die Zahl steigern. Mit jeder neuen Woche versuchen, pro Tag 500 Schritte mehr zu laufen. Wer regelmäßig mehr als 6000 Schritte pro Tag zurücklegt, kann sich zusätzlich nach weiteren Sportmöglichkeiten umsehen, die ihm Spaß machen. Ideal: Einsteigerkurse, bei denen auch die anderen Teilnehmer wenig Übung haben.

Für Menschen mit Bluthochdruck, die ein paar Kilo zu viel haben, aber sportlich sind

Nach einer Bewegungsform suchen, die langfristig Spaß macht. Am besten Probestunden in mehreren Sportvereinen und Gruppen vereinbaren. Nach einer Sportart suchen, die man mit Freunden und Familie machen kann. Das hilft beim Durchhalten, macht gute Laune und oft merkt man gar nicht, dass es anstrengend ist. Regelmäßig ein- bis dreimal pro Woche trainieren. Nicht aufgeben, wenn eine Pause erforderlich ist. Einfach kurz ausruhen und dann weitermachen.

Für Hochdruckgefährdete Gesunde mit großem po- und beinbetontem Fettansatz

Wenn keine orthopädischen Probleme dagegensprechen, ruhig intensive Ausdauersportarten ausprobieren. Idealerweise im Sportverein oder in Gruppen, die von der Krankenkasse gefördert werden. Wird Ihr Oberkörper durch die Bewegung schmaler, aber der Po nicht, ein Krafttraining für den Oberkörper einbauen. Beim Training nicht übertreiben. Wer nachher starken Hunger oder Kopfschmerzen bekommt, hat sich zu sehr belastet. So laufen oder fahren, dass man dabei noch sprechen kann. Ein leichtes Anstrengungsgefühl ist okay.

Für alle mit deutlich bauchbetonter Fettverteilung

Vom Arzt gut durchchecken lassen. Bei entsprechender Diagnose in eine Herzsportgruppe gehen. Ist die Kondition gut, unter Anleitung mit Walking, Radfahren und/oder Schwimmtraining starten. Hilfreich: Gezieltes mäßiges Krafttraining unter Anleitung, auch muskelbetontes Aquatraining. Bei einem Ruheblutdruck über 180/110 mmHg kein Krafttraining machen! Trainingsinhalte alle 12 bis 16 Wochen überarbeiten. Zum Beispiel die Reihenfolge der Übungen ändern, neue Sportarten oder Sportspiele ausprobieren. Beim Muskeltraining die Gewichte sehr langsam und mäßig steigern.

Hilfe für moderne Stillsitzer

Seit unsere frühe Vorfahren in der Savanne Afrikas als Jäger und Sammler lebten, sind viele Tausend Jahre vergangen. In dieser Zeit hat sich unser Körper nicht wesentlich verändert. Doch vor wenigen Jahrzehnten haben Smartphones, Bildschirme und Bürojobs unser Leben auf den Kopf gestellt. Wir laufen kaum noch herum, arbeiten selten körperlich, sitzen den lieben langen Tag nur noch vor dem einen oder anderen Bildschirm. Die Folge: Unser Körper ist daucrhaft unterfordert. Internationale Experten raten zu mindestens 30 Minuten Bewegung pro Tag. Denn erst dann beginnt der Körper seine Fettreserven langsam zu aktivieren. Doch besser kurz als gar nicht trainieren. Studien zeigen, dass man nicht unbedingt eine halbe Stunde am Stück trainieren muss. Kleinere Bewegungseinheiten lassen sich über den Tag verteilen, also etwa einen kurzen Spurt zu Bus oder Bahn einlegen, beim Einkaufen das Auto stehen lassen und abends 20 Minuten zur Entspannung um den Block laufen. Wer nachhaltig abnehmen möchte, sollte dies als Minimum betrachten und das Bewegungspensum möglichst ausdehnen. Dabei spielt es keine Rolle, ob dies am Stück oder in kleinen Etappen geschieht. In der Kalorienbilanz zählt buchstäblich jeder Schritt. Wer zum Beispiel längere Wege zu Fuß geht, konsequent auf den Fahrstuhl verzichtet und stattdessen Treppen nutzt, jede kleine Anstrengung sucht, statt sie zu vermeiden, hat am Ende des Tages die Hälfte des empfohlenen Kalorienverbrauchs erledigt – ohne nennenswerten Zeitaufwand, kostenlos und ohne teure Fitnessclubs.

5 | Mach doch mal halblang!

Wieder mal auf 180? Wegen nichts und wieder nichts? Wer innerlich durchgehend angespannt und genervt ist, immer schneller ausrastet und laut wird, braucht sich über erhöhte Blutdruckwerte nicht zu wundern. Wenn die Anforderungen täglich wachsen und tausend Pflichten rufen, zeigt das Blutdruckgerät natürlich höhere Werte. Für viele von uns ist Stress jedoch ein so fester Bestandteil des Alltags geworden, dass wir gar nicht mehr daran denken, ihn wieder loszuwerden. Zu erkennen, was mich auf die Palme treibt, ist der erste Schritt zur Lösung des Problems.

Für alle, die es genauer wissen möchten

Fünfe gerade sein lassen

Eine kräftige Portion Spannung macht unser Leben erst lebenswert. Schließlich ist es sogar Stress, sich zu verlieben. Und jeder Oscar-Preisträger steht unter Strom, wenn er nach oben auf die Bühne muss, um sich die goldene Figur abzuholen. Ein kräftiger Adrenalinstoß schärft alle Sinne, verleiht Flügel und Bärenkräfte. Wunderbar, wie lebendig man sich dann fühlt.

Doch das alles gilt nur, wenn es sich um produktiven Stress handelt. Den genießen wir. Denn Arbeiten und Kämpfen macht uns nichts aus, solange die Familie gedeiht, die Karriere vorangeht, das Konto stimmt und wir genügend Lob einheimsen. Es sind die anregenden Botenstoffe, die uns helfen, die Anforderungen unserer Umwelt zu bewältigen. Ein hoher Spiegel steht für konzentrierte Aufmerksamkeit und die Fähigkeit, trotz Hektik produktiv zu arbeiten.

Der Blutdruck und das Innenleben des Menschen

Ganz anders zeigt sich der Überforderungsstress. Er beginnt, wenn man sich so ausgepowert hat, dass man sich den Anforderungen des Alltags nicht mehr gewachsen fühlt. In solchen Lebensphasen steht man morgens genauso ruhebedürftig und zerschlagen auf, wie man abends ins Bett gefallen ist. Mancher schläft erst gar nicht oder wacht immer wieder aus Albträumen auf. Auch in der Freizeit fällt es ihm schwer, sich zu entspannen. Nach Übergewicht und Bewegungsmangel ist solcher Stress der dritte große Risikofaktor für Bluthochdruck.

Was passiert im Körper?

Wenn wir eine Bedrohung oder Gefahr wahrnehmen, schütten die Nebennieren sofort Botenstoffe wie Adrenalin, Noradrenalin und Cortisol aus. Diese sogenannten Stresshormone beschleunigen den Herzschlag, verengen die Arterien, steigern den Blutdruck, beschleunigen die Atmung und weiten den Blick. Mit diesen Veränderungen bereitet sich der Körper darauf vor, gegen die Gefahr anzukämpfen oder vor ihr zu fliehen. In Stresssituationen können wir schneller denken als sonst und strotzen vor Energie. Bei unseren frühen Vorfahren entschied diese Kampf-oder-Flucht-Reaktion über Leben und Tod. War die Gefahr vorüber, entspannten sich die frühen Menschen wieder. Für sie war Stress eine vorübergehende Erscheinung. Unsere modernen Strapazen belasten uns jedoch oft über Wochen, Monate oder gar Jahre. Bleibt ein Stressfaktor über so lange Zeiträume bestehen, zermürbt er den Körper.

Viel Verantwortung, wenig zu melden

Gefühle verändern den Blutdruck. Meist spüren wir den schnellen Blutdruckanstieg in Kontroversen mit Kollegen, im Streit am Familientisch oder beim Großeinkauf zur Stoßzeit. Situationen wie diese jagen unseren Blutdruck hoch. Typisch ist auch, dass ein Besuch beim Arzt den Blutdruck kurzfristig in die Höhe schnellen lässt. Aber die Frage ist doch: Können Gefühle eine dauerhafte Blutdruckerhöhung auslösen?

Wiederkehrende Bluthochdruckspitzen können Herz, Arterien, Gehirn, Nieren und Augen in gleichem Maße schädigen wie ein dauerhaft hoher Blutdruck.

Oftmals berichteten Menschen mit Bluthochdruck über starke Belastungen am Arbeitsplatz. Der Druck in den Adern spiegelte den Druck wider, der am Arbeitsplatz auf ihnen lastet. Doch meist ist es nicht die Arbeitsmenge allein, die den Blutdruck nach oben schnellen lässt, sondern die Kombination aus hoher Belastung, verbunden mit geringem Entscheidungsspielraum und fehlender Anerkennung. Berufstätige, die längere Zeit unter diesen Bedingungen arbeiteten, entwickelten häufiger als andere einen Bluthochdruck. Es lohnt sich daher, die Probleme genauer anzusehen. Denn es sind immer wieder die gleichen Arbeitsbedingungen, die bei Studien als besonders belastend eingestuft werden:

- anhaltender Leistungsdruck
- geringer Entscheidungsspielraum
- Überstunden
- ständige Erreichbarkeit
- schlechtes Arbeitsklima, Mobbing
- Schichtarbeit, wechselnde Schichten
- Konflikte zwischen Beruf und Familie
- ein ungesichertes Arbeitsverhältnis

Was kann ich tun? Fünfe gerade sein lassen!

Heute heißt es oft: Geht das nicht noch schneller, besser, klüger, schöner? Dieser Anspruch führt bei empfindsamen Menschen zu überzogener Selbstkontrolle. Sie können es einfach nicht ertragen, dass die schmutzigen Socken im Bad liegen und niemand den Müll hinunterträgt. Und es jagt ihren Blutdruck in schwindelnde Höhe, wenn am Abend ein Berg Arbeit auf dem Schreibtisch zurückbleibt. Der innere Druck lässt jedoch nach, wenn man solche Unzulänglichkeiten einfach zur Kenntnis nimmt und sich sagt: »Ich habe mir Mühe gegeben,

Überflüssig: Medienstress

Für manchen Zeitgenossen beginnt der Morgen so: Schüsse, Schreie, rennende Menschen, brennende Häuser, schockierende Bilder in rasanter Folge. Dann folgen verzweifelte Gesichter in Nahaufnahme, weil ein Betrieb schließt und die Arbeitnehmer vor der Kündigung stehen. Internet und Fernsehen bringen schon zu Beginn des Tages den Horror aus aller Welt in unsere Wohnungen und belasten damit Körper und Seele! Wer gerade aus dem Bad kommt und sich kaum den Schlaf aus den Augen gerieben hat, dessen Puls wird beim Anblick schrecklicher Ereignisse im Fernsehen stark beschleunigt. Was diese Bilder im Gehirn auslösen, ist klar: Stress. Der Blutdruck steigt entsprechend. Unser Nervensystem kann schließlich kaum unterscheiden, ob die Gefahr elektronisch daherkommt oder hautnahe Realität ist. Zum Glück haben alle Mediengeräte einen Knopf zum Abstellen.

alles zu schaffen. Mehr geht nicht. Jetzt bin ich müde und brauche Erholung. Morgen ist auch noch ein Tag.«

Wie jemand auf die Herausforderungen des Lebens reagiert, hängt stark von seiner Veranlagung ab und von seiner Fähigkeit, mit Druck von außen umzugehen. Was den einen belastet, macht dem anderen kaum etwas aus. Klar, wer einmal in die Stressfalle gerät, schafft den Weg heraus nicht von heute auf morgen. Oft sind private und berufliche Veränderungen erforderlich, um mehr Lebensqualität zu gewinnen. Und je ausgeglichener man sich fühlt, umso erfolgreicher kann man seine Lebensgewohnheiten in Richtung der Blutdruckfreundlichkeit verändern.

Die Stress-Spirale durchbrechen

Ruhelos, getrieben, überanstrengt? Dann heißt es: Drück mal die Pausentaste. Manchmal braucht es gar nicht viel, um wieder aufs richtige Gleis zu kommen. Hier kommen die Mutmacher.

Stress mit Bewegung vertreiben

Sport ist eine der schnellsten und wirksamsten Methoden, Anspannung auf natürliche Art wieder loszuwerden. Studien zeigen sogar, dass bei Menschen, die vor einer Stresssituation Sport treiben, der Blutdruck weniger stark ansteigt. In der Bewegung können wir die täglichen Sorgen abstreifen und den Gedanken freien Lauf lassen. So fühlen wir uns den Anforderungen des Alltags besser gewachsen. Wer im Freien Sport treibt, kann zudem die Schönheit der Natur genießen und sich durch die Begegnung mit der Landschaft besonders gut entspannen (mehr zum Sport ab Seite 107).

Muskeln lockern gegen Stress

Den Kopf einziehen, die Zähne zusammenbeißen, die Hände zu Fäusten ballen – so zeigt der Körper, dass sich der Kopf mit Angst und Abwehr herumschlägt. Denn die Muskelspannung steigt, wenn wir uns der Bedrohung stellen müssen, die wir heutzutage Stress nennen. »Entspannen durch anspannen« ist eine einfache Methode, mit der man die Anspannung wie den Bluthochdruck reduzieren kann. Sie beruht auf dem Prinzip, einzelne Muskelgruppen zunächst kräftig anzuspannen und dann wieder zu lockern. So funktioniert sie:

- Bequem auf eine Gymnastikmatte oder einen weichen Teppich legen. Augen schließen.
- Tief einatmen, dabei alle Muskeln im Körper kräftig anspannen und diese Spannung einige Sekunden lang halten.
- Dann ausatmen, die Muskeln loslassen und den Körper wieder vollkommen entspannen.
- Mit den Füßen beginnen: fest anspannen und wieder lockern.
- So geht es weiter, das heißt den Körper entlang aufwärts fortfahren, also Unterschenkel, Oberschenkel, Gesäß, Bauch, Oberkörper und Arme nacheinander kräftig anspannen und ganz bewusst wieder locker lassen. Ganz wichtig: Hals- und Gesichtsmuskeln nicht vergessen.

Wenn man diese Methode eine Weile übt, steht sie in stressigen Situationen hilfreich zur Verfügung. Viele Krankenkassen bieten deshalb Kurse an, in denen man diese Technik unter Anleitung lernen kann.

Wieder einmal tief durchatmen

Je tiefer wir im Stress feststecken, desto mehr neigen wir dazu, kurz, flach und unregelmäßig zu atmen. Ja, oft halten wir sogar den Atem an, ohne es zu merken. Das verringert den Sauerstoffgehalt im Blut. Unser Herz reagiert darauf und pumpt mehr Blut durch die Gefäße; das steigert den Blutdruck. Viele können Stress besser bewältigen und dabei den Blutdruck absenken, wenn sie tiefer und gleichmäßiger atmen. Ausprobieren lohnt sich. Also für frische Luft sorgen, eventuell ein Fenster öffnen. Im Sitzen den Oberkörper entspannt aufrecht halten, den Hinterkopf leicht nach oben strecken, den Blick leicht nach unten senken. Wer lieber liegen möchte, legt sich flach auf den Rücken und die Arme seitlich neben sich.

Eine einfache Atemübung

Die folgenden Anweisungen zunächst einmal täglich befolgen. Danach die Übung immer dann einsetzen, wenn der Stress zunimmt.

- Die Augen schließen, eine Hand knapp unterhalb des Bauchnabels auf den Bauch legen. Über die Nase tief in den Unterbauch einatmen und über den Mund wieder aus. Man spürt beim Einatmen, wie sich die Hand auf dem Bauch hebt.
- Beim langsamen Einatmen erst bis drei zählen, wenn das klappt, bis vier zählen. Das Ziel: Beim Einatmen ohne Atemnot langsamer werden. Wer damit zurechtkommt, erhöht seine Zählweise nach und nach auf fünf, sechs und weiter bis zehn. Die Steigerung langsam über mehrere Tage einüben.
- Wenn man dabei bis zehn zählt, dauert jeder Atemzug etwa 15 Sekunden. Das bedeutet, wir atmen nur noch etwa viermal pro Minute. Die Übung ist besonders wirksam, wenn man diesen Atemrhythmus für mindestens 5 Minuten durchhält.

Adagio bis moderato

Musik kann zutiefst berühren, kaum jemand ist immun gegen ihre Magie. Wer ihre Wirkung für sich nutzen möchte, muss die Klänge jedoch intensiv wahrnehmen. Musikpädagogen sprechen dann vom großen oder durchlebten Zuhören. Wenn wir hingebungsvoll lauschen, schwimmen tiefe Empfindungen an die Oberfläche, weil die Töne unser Unterbewusstsein erreichen. Dabei gibt es keine Unterschiede zwischen Klassik und Pop, Musical, Jazz oder Folk. Alles, was gefällt und berührt, ist richtig. Unsere Gefühle kennen keine hoch- und keine minderwertige Musik. Langsame, ruhige Instrumentalmusik scheint stressgeplagten Seelen wohlzutun. Die Musikrichtung – Rock, Blues, Klassik, Folk, Jazz usw. – spielt dabei keine Rolle. Die entspannende Wirkung tritt jedoch nur ein, wenn wir uns auf die beruhigenden Klänge konzentrieren. Reine Hintergrundmusik hat auf überspannte Nerven und Blutdruck wenig Einfluss.

Trainieren mit Biofeedback

Körpereigene Vorgänge wie die persönliche Reaktion auf Stress sind dem Bewusstsein nicht direkt zugänglich. Das sogenannte Biofeedback macht jedoch Stresseffekte sichtbar. Ein Computer misst dazu am Finger den Widerstand der Haut und damit indirekt den Grad der inneren Erregung. Dieser Messwert wird auf einem Monitor angezeigt und so dem Bewusstsein zugänglich gemacht. Wer in einer Praxis die Übungen am Bildschirm unter Anleitung erlernt hat, kann allein mit der eigenen Willenskraft seine Werte verbessern. Trainiert man beispielsweise mithilfe von Biofeedback langsames Ein- und Ausatmen, so verlangsamt sich der Herzschlag, Blutdruck und Muskelspannung sinken. Wie überall macht auch hier Übung den Meister: Therapeuten oder Ärzte zeigen einem innerhalb von mehreren Sitzungen, wie man die eigene Stressreaktion positiv beeinflussen kann, später kann man zu Hause weiterüben.

Wer ein stressiges Leben führt und sich auf die Biofeedback-Therapie einlässt, darf mit einem positiven Einfluss auf Blutdruck und Lebensqualität rechnen. Oft können nach Absprache mit dem Hausarzt die Medikamente reduziert werden. Manche Krankenkassen übernehmen die Kosten für das Erlernen von Biofeedback, es lohnt also, bei der eigenen Kasse nachzufragen.

Kleine Tricks für den Alltag

Achtsamkeit kann heilen. Also einmal ein paar Minuten innehalten, verharren und genau hinschauen. Der Anblick eines prachtvollen Gemäldes oder die Schönheit eines blühenden Gartens wirkt im Kopf ganz ähnlich, als würden wir gerade gestreichelt. Der Blutdruck sinkt, weil Botenstoffe ausgeschüttet werden, die entspannen und glücklich machen. Dabei sind tatsächlich dieselben Hirnregionen aktiv.

Nichts zu lachen?

Das lässt sich ändern. Humor kann große Anspannungen im Handumdrehen lösen. Wenn wir lachen, lockern sich die Muskeln, der

Blutdruck sinkt, es fließen weniger Stresshormone, wir fühlen uns souveräner. Das zeigen Studien immer wieder, und wir merken es auch selbst. Nach einem kräftigen Lachanfall fühlen wir uns super. Kein Wunder, dass Filmkomödien so beliebt sind. Also suchen wir uns am besten etwas, das uns auch in stressigen Zeiten zum Lachen bringt: ein YouTube-Video, eine gute Comedy-Sendung, ein lustiges Buch oder die Gesellschaft von Freunden, mit denen man immer etwas zu lachen hat. Und wenn sonst gar nichts die Mundwinkel hebt, kann man immer noch einen Kurs für Lach-Yoga besuchen – eine erprobte Methode, die eigene Heiterkeit zu trainieren.

Freuden kann man planen

Nicht nur Meetings und Pflichttermine in den Kalender schreiben, sondern auch möglichst viele Unternehmungen, die Spaß machen: Theaterbesuche, Streifzüge durch die Nachbarschaft, Städtereisen, Wandertouren, Aufenthalte im Wellnessbad – die Auswahl ist groß. Wer fröhlich unterwegs ist, kriegt Stress und Blutdruck besser in den Griff.

Mehr Frisches essen

Wenn der Stresspegel steigt, kann das für die Nerven wichtige B-Vitamin Folsäure knapp werden. Denn in hektischen Zeiten werden frisch gekochte, ausgewogene Mahlzeiten oft zur Mangelware und man greift stattdessen zu Schnellgerichten und Süßigkeiten. Wer sich aufrafft und wieder mehr Grünes, also Salat und Gemüse, isst, fühlt sich oft schon nach wenigen Tagen besser und ist dem Alltag plötzlich wieder gewachsen.

Stressverstärker Koffein meiden

Koffeinhaltige Getränke verstärken die Anspannung bei Menschen, die dafür veranlagt sind (siehe Seite 160, »Kaffee und Bluthochdruck«). Erschöpfte und genervte Zeitgenossen hoffen zwar, durch Kaffee und Energydrinks fit zu werden, doch tatsächlich bewirken die anregenden Getränke bei ihnen oft genau das Gegenteil. Sie verlängern die Wirkung der Stresshormone und verhindern die Regeneration, weil Koffein das Schlafbedürfnis reduziert.

6 | Gib die Glimmstengel endlich auf!

Wenn der Arzt fragt: »Rauchen Sie?«, möchte man am liebsten gleich den Kopf einziehen. Schließlich weiß jedes Kind, dass das Qualmen nicht gesund ist. Aber es macht doch wenigstens schlank, oder? Von wegen! Der Qualm verdirbt die Taille. Je mehr Zigaretten und Raucherjahre, desto dicker die Körpermitte. Raucher haben zwar meist einen geringeren Hüftumfang, aber dafür lagert sich mit der Zeit immer mehr Fett im Bauch ab. Zum Glück lässt sich dieser Effekt rückgängig machen. Je eher wir die Zigarette verbannen, desto besser für Blutdruck und Figur.

Für alle, die es genauer wissen möchten

Rauchstopp dringend empfohlen

Kaum ein Verzicht bringt mehr Vorteile als der aufs Rauchen – am Ende sogar für die Figur. Es ist gemein und ungerecht, aber nicht zu ändern: Mindestens jeder Zweite, der mit dem Rauchen aufhört, nimmt erst einmal ein paar Kilo zu. Denn das Genussgift Nikotin hatte bis zum Rauchstopp den Stoffwechsel angekurbelt und gleichzeitig den Appetit gebremst. Fällt dieser Reiz des Nervengifts weg, steigt bei empfindlichen Menschen das Körpergewicht.

Doch Durchhalten lohnt sich. Wer die erste rauchfreie Phase mit etwas mehr Bewegung und klaren Esspausen mutig durchsteht, wird belohnt. Allerdings braucht man etwas Geduld, bevor man die Früchte der Tapferkeit ernten kann. Der fehlgesteuerte Stoffwechsel muss erst wieder in die richtigen Bahnen gelenkt werden. Dann aber verschwinden die Nichtraucherpfunde oft wie von selbst – und zwar zuerst die unliebsamen Polster rund um die Taille. Zeigt jedoch die Waage auch 3 Monate nach dem Rauchstopp noch jede Woche etwas mehr an, ist die Abhängigkeit vom Nikotin wahrscheinlich recht ausgeprägt gewesen. Dann hilft der Hausarzt. Er kann beurteilen, ob Medikamente gegen Suchterscheinungen angebracht sind oder ob ein Nikotinersatz (Pflaster, Kaugummi) ausreicht, um den Rauchentzug zu begleiten und Rückfälle zu vermeiden.

Keine Angst vor Entzugserscheinungen! Die körperliche Abhängigkeit vom Nikotin ist keineswegs mit einer Drogen- oder Alkoholsucht zu vergleichen. Aufhören fanden die meisten Ex-Raucher viel einfacher als gedacht.

Bei Bedarf helfen Profis

Patentrezepte, die einen im Handumdrehen mühelos zum Ex-Raucher machen, gibt es nicht. Man braucht einen festen Entschluss, ein bisschen Willenskraft und eventuell das Engagement, sich Hilfe zu holen. Zum Beispiel, indem man sich an die Telefonberatung der Bundeszentrale für gesundheitliche Aufklärung (BZgA) wendet. Wer sich das Rauchen abgewöhnen will, erhält dort unter der Telefonnummer 0800 8 31 31 31 (kostenfreie Servicenummer) an 7 Tagen in der Woche Hilfsangebote. Geschulte Beraterinnen und Berater nehmen sich Zeit für Gespräche, motivieren und unterstützen Aufhörwillige ganz individuell beim Rauchstopp. Anrufer können außerdem Adressen von Beratungsstellen oder qualifizierten Anbietern für Nichtrauchergruppen erfragen. Auch Aussteiger, die sich vor Rückfällen fürchten, können sich von der Telefonberatung unterstützen lassen (proaktive Beratung).

Aufhören lohnt sich! Bereits nach einer Woche sinkt der Blutdruck deutlich. Die Haut sieht frischer aus, der Rauchgeruch in Haaren und Kleidern ist verschwunden.

Ohne professionelle Unterstützung ist das Rückfallrisiko bei starken Rauchern hoch. Man sollte also nicht zögern, sich von der Krankenkasse Unterstützung zu holen. Bei Kursen zur Rauchentwöhnung, die von qualifiziertem Personal geleitet werden, übernehmen gesetzliche Krankenversicherungen mindestens einen Teil der Kursgebühren. Einige Krankenkassen bezuschussen fachlich gute Kurse sogar zu 100 Prozent. Bei telefonischen Anfragen nach Seminaren zur Raucherentwöhnung fragen.

Akupunktur versuchen

Die fernöstliche Nadeltherapie zeigt bei der Nikotinentwöhnung gute Erfolge. Sie wirkt vor allem gegen das quälende Verlangen und das Bedürfnis, ständig etwas in den Mund zu stecken. Meist platziert der Therapeut dünne Akupunkturnadeln an fünf klassischen Suchtpunkten am Ohr und am Körper. Einige Krankenkassen übernehmen die Kosten dafür – ganz oder zum Teil.

Süchtig nach Zigaretten? Bin ich das?

	Ja	Nein
Habe ich mehr als 20 Zigaretten pro Tag geraucht?	☐	☐
Hat sich die Menge im Lauf der Zeit gesteigert?	☐	☐
Habe ich geraucht, obwohl ich sehr erkältet war?	☐	☐
Fand ich es schwierig, das Rauchverbot an öffentlichen Orten – wie etwa in Flughäfen, Bahnhöfen, Läden oder Museen – einzuhalten, als ich noch rauchte?	☐	☐
Leide ich unter stärkerem Hunger, seit ich nicht mehr rauche?	☐	☐
Verspürte ich den Drang, eine Zigarette anzuzünden, morgens stärker als am Rest des Tages?	☐	☐
Musste ich mich nach dem Aufhören mit heftigem Verlangen, Konzentrationsschwäche und Schwächeanfällen herumplagen?	☐	☐

Haben Sie alle Fragen mit Nein beantwortet? Dann haben Sie Glück gehabt! Nein-Sager gehören zur Minderheit von rund 30 Prozent, bei der das Rauchen keine Suchtzeichen erzeugt hat. Schon das erste Ja zeigt die Tendenz zum Suchtverhalten. Jedes weitere Ja bestätigt eine Abhängigkeit. Viele Suchtberatungsstellen und Therapieeinrichtungen bieten Anti-Rauch-Programme an. Die Erfahrung zeigt, dass die Entwöhnung in einer Gruppe erfolgreicher ist als Hypnose, Tabletten oder Akupunktur, vor allem, wenn die Programme über eine Dauer von mehreren Wochen durchgeführt werden.

7 | Senk den Blutdruck im Schlaf!

»Was geht den Doktor mein Schnarchen an? Ist mir doch peinlich, wenn ich so laut ratze, dass alles um mich herum flüchtet.« Keine Frage, wer die nächtliche Geräuschkulisse für streng vertraulich hält, macht einen Fehler. Auch Zeitgenossen, die abends nicht in den Schlaf finden, weil sie sich ständig Sorgen machen und einfach nicht abschalten können, erzählen dem Blutdruckarzt am besten davon. Denn je schlechter wir durchschlafen und je länger wir brauchen, um abends zur rechten Schlafenszeit einzunicken, desto höher steigt der Druck in unseren Adern. Doch dagegen lässt sich etwas tun!

Für alle, die es genauer wissen möchten

Schlaf mal drüber!

Egal, aus welchem Grund wir wenig schlafen – etwa wegen stressiger Nachtschichten, chronischer Schlafstörungen oder schlechter Schlafqualität durch Atemaussetzer: Wer wenig schläft und müde durch den Tag stolpert, hat einen höheren Blutdruck als Tiefschläfer und andere Murmeltiere.

Ein, zwei schlechte Nächte stecken wir leicht weg. Gibt es jedoch eine persönliche Schwachstelle im Schlaf-Wach-System, kommt sie unter Belastung zum Vorschein und setzt sich manchmal für Jahre fest. Wer langfristig zu wenig oder zu oberflächlich schläft, fühlt sich nicht nur zerschlagen und elend, auch sein Blutdruck steigt. Dieser Effekt zeigt sich bereits nach einer schlaflosen Nacht. Menschen mit Einschlaf- oder Durchschlafstörungen, die im Durchschnitt weniger als 6 Stunden schlafen, haben ein deutlich erhöhtes Risiko für Bluthochdruck.

Schlaflos – weil die Sorgen plagen

Das kennen viele: Kaum geht der Körper in die Horizontale, braust das Adrenalin der vergangenen Stunden durch die Adern, lässt das Herz lauter klopfen und jagt ungebetene Bilder durch den Kopf. Dann beginnen der Kampf mit den Kissen und die Grübelei über Fehler, die sich später als Banalitäten erweisen oder gar nicht passiert sind. Ärger im Job oder in der Familie raubt uns oft nachhaltig den Schlaf. Früher wären wir in jedem Pappkarton zur Ruhe gekommen, heute schlurfen wir nach 3, 4 Stunden Schlaf mühsam durch den Tag. Selbst Kaffee macht nicht mehr wach, nur zittrig. Kein Wunder, denn ohne ausreichenden Tiefschlaf läuft der Stoffwechsel aus dem Ruder. Dann steigt das Stresshormon Cortisol an und das Appetithormon Ghrelin verursacht einen Bärenhunger. Auch der Zuckerstoffwechsel gerät aus der Balance. Wer stets weniger als 6 Stunden pro Nacht schläft, kann Körper- und Gehirnzellen schlechter versorgen. Das wirkt fatal. Denn so still und entspannt ein Schlafender äußerlich auch wirken mag, so aktiv ist sein Gehirn. Während wir selig schlummern, managt es Kreislauf und Stoffwechsel.

Der Schlaftest

	Ja	Nein
Mein Schlaf ist durch häufige Wachphasen unterbrochen.	☐	☐
Beim Aufstehen fühle ich mich nicht ausgeruht.	☐	☐
Ich brauche mehr als 30 Minuten, um einzuschlafen.	☐	☐
Weil ich wenig schlafe, fühle ich mich oft nervös und niedergeschlagen.	☐	☐
Tagsüber bin ich fast immer müde	☐	☐
Ich habe seit mehr als 2 Monaten Probleme, genug Schlaf zu bekommen.	☐	☐
Obwohl ich mehr als 7 Stunden schlafe, bin ich tagsüber müde.	☐	☐
Manchmal schlafe ich am Tag oder am Abend ein, ohne es zu wollen.	☐	☐
Mein/e Partner/in sagt, ich schnarche die ganze Nacht über.	☐	☐
Morgens leide ich oft unter Kopfschmerzen.	☐	☐
Mein Blutdruck ist in der Früh erhöht.	☐	☐

Wer mehr als einmal Ja angekreuzt hat, sollte seinem Arzt über die Schlafstörungen berichten. Der Blutdruck könnte von Schlafmangel oder einer Atemstörung (Schlafapnoe) beeinflusst sein.

Einen Schlafmediziner aufsuchen

Haben Sie beim Schlaftest alle Fragen mit einem Ja angekreuzt? Das deutet auf eine ernsthafte Schlafstörung hin. Ärzte sprechen dann von »chronischer Insomnie«. Jeder dritte Übergewichtige schläft schlecht, weil er schnarcht und sein Atem immer wieder aussetzt.

Menschen mit Bluthochdruck schnarchen übrigens häufiger als Mitmenschen mit normalem Blutdruck. Denn die Beschwerden nehmen mit steigendem Körpergewicht zu. Dabei stört ein dicker Bauch mehr als ein runder Po und dralle Schenkel. Oft beginnt ein Teufelskreis: Wer wenig Tiefschlaf bekommt, nimmt zu. Und wer zu dick ist, schläft oft schlecht.

Menschen, die unter Atemaussetzern (Apnoen) leiden, ringen im Schlaf ständig nach Luft. In der Folge nimmt die Sauerstoffkonzentration im Blut ab, Stresshormone werden freigesetzt. Schließlich verhindert eine Weckreaktion des Körpers, dass der Schlafende erstickt. Auf den wenig erholsamen Schlaf folgen am Tag dann Abgeschlagenheit und Konzentrationsschwäche, das Risiko für hohen Blutdruck steigt. Schlafmittel können das Problem nicht lösen, im Gegenteil: Sie machen alles noch schlimmer. Besser ist es, zusammen mit dem Blutdruckarzt nach den Ursachen der Schlaflosigkeit zu suchen.

Für Menschen, die unter Atemaussetzern (Apnoen) leiden, ist eine gute Blutdruckeinstellung von zentraler Bedeutung. Die wichtigste und effektivste Therapie: Abnehmen! Dann wird der Schlaf tiefer und das Schnarchen leiser.

Eine gute Chance bietet die Untersuchung durch einen ausgewiesenen Schlafmediziner und eine Nacht im Schlaflabor. Zeigen sich dort Atemaussetzer beim Schnarchen, verschreibt der Spezialist ein sogenanntes Schlaftherapiegerät, das durch eine Überdruckbeatmung (CPAP-Therapie) die Atemstörungen zum Verschwinden bringt. Diese Geräte werden immer angenehmer handhabbar, sie sind heute leise, klein und bedienungsfreundlich. Die nächtliche Ruhestörung und die Atemaussetzer beheben sie nachhaltig.

Alkohol und Kaffee reduzieren

Morgens einen Liter Kaffee zum Aufwachen und abends einen Liter Wein zum Einschlafen, diese Methode führt auf Dauer zu gestörtem Schlaf und Bluthochdruck. Wer tief und erholsam schlummern möchte, schränkt Koffein und Alkohol auf ein Minimum ein, zum Beispiel auf 2 Tassen Kaffee morgens und eine zum Mittag, abends höchstens 125 Milliliter Wein oder eine Flasche (0,33 Liter) Leichtbier. Am besten auch einmal bewusst ausprobieren, wie gut man schläft, wenn man beide Drogen komplett weglässt.

Guter Schlaf trotz Schichtdienst

Jeder vierte Arbeitnehmer arbeitet nachts, am Wochenende oder abends. In den zurückliegenden Jahren ist diese Zahl kontinuierlich gestiegen. Studien zeigen: Menschen, die im Schichtdienst oder zu wechselnden Zeiten arbeiten, sind besonders anfällig für Bluthochdruck und Übergewicht durch Schlafmangel. Arbeitsmediziner empfehlen einen vorwärtsgerichteten Wechsel der Schichten. Also: erst Frühschicht, dann Spätschicht und schließlich Nachtschicht. Beim Wechsel von Tag- und Nachtschicht hat sich folgendes Modell bewährt: 12 Stunden Tagschicht, danach 24 Stunden frei, dann 12 Stunden Nachtschicht, danach 48 Stunden frei und dann wieder von vorn. Der Grund: Es sollten möglichst wenige Nachtschichten in einem Zug gearbeitet werden.

Essen für den Biorhythmus

Viele Nachtarbeiter essen mehr und kalorienreicher als Arbeitnehmer in der Tagschicht. Wer nachts arbeitet, braucht jedoch in dieser Zeit kaum Kalorien, weil der Verdauungstrakt schläft. Zwischen 23 Uhr abends und 5 Uhr morgens ist man deshalb viel weniger hungrig als tagsüber. Die beste Aufteilung der Mahlzeiten: Abends vor dem Dienst betont Eiweiß essen, das macht satt, fit und wach. Während der Dienstzeit möglichst wenig essen, danach am Morgen ein beruhigendes kohlenhydratreiches Frühstück genießen.

Zur Not in den Tagdienst wechseln

Nicht jeder kommt auf Dauer mit den Auswirkungen von Schichtarbeit klar. Ausgeprägte Abendmenschen, die den Tag gern zur Nacht machen, vertragen Nachtarbeit meist besser als Morgenmenschen. Wer auf Dauer tagsüber nicht tief genug schlafen kann und dabei immer dicker und hochdruckgefährdeter wird, wechselt besser die Dienstzeiten. Am besten zu einem Facharzt für Arbeitsmedizin gehen und sich untersuchen lassen.

Mehr draußen sein

Das körpereigene Schlafhormon Melatonin hilft in der Nacht, den Körper zu regenerieren. Damit die körpereigenen Quellen kräftig sprudeln, den Schlafbereich gründlich abdunkeln. Sind jedoch die inneren Uhren verstellt, ist der Melatoninspiegel auch tagsüber hoch. Die Folge: Müdigkeit, schlechte Laune und mehr Hunger. Dagegen helfen Sonne und helles Tageslicht. Gerade Schichtarbeiter mit Nachtdienst sollten in der Mittagszeit hinausgehen, um ihre innere Uhr zu stellen. Dabei keine Sonnenbrille tragen, damit die Augen den Lichtreiz ans Gehirn weiterleiten können.

Training gegen die Müdigkeit

Für alle, die schlecht schlafen, lohnt es sich, Sport zu treiben. Bewegung vertreibt schlechte Laune und bringt Schwächegefühle zum Verschwinden. Schichtarbeiter trainieren – je nach Veranlagung – entweder gleich nach der Arbeit und legen sich dann ins Bett, oder sie bringen die Muskeln vor Dienstbeginn in Schwung.

Abends das Schlafhormon probieren

Ältere Menschen profitieren oft von Melatonin. Das Hormon, das in den USA und Polen als Nahrungsergänzungsmittel frei verkäuflich ist, wird vom Körper ausgeschüttet, wenn der Schlaf kommen soll. Allerdings sinken die Mengen mit zunehmendem Alter. Ob die zusätzliche Einnahme nützt, hängt von der Art der Schlafstörung und der persönlichen Veranlagung ab. Falls der Arzt es für richtig hält, kann er ein Privatrezept für ein Melatoninpräparat ausstellen. Damit kann man das Naturprodukt beim Apotheker kaufen.

8 | Trink ein bisschen klüger!

Kleine Mengen Alkohol verleihen der Seele Flügel. Wer gelegentlich ein Gläschen trinkt – die Schallgrenze liegt bei etwa 5 Gramm Alkohol pro Tag – besitzt vielleicht sogar eine höhere Lebenserwartung als strenge Antialkoholiker. Der Grund: Arteriosklerose entsteht unter anderem, wenn empfindliche Fette innerhalb des Körpers von freien Sauerstoffmolekülen attackiert werden. Vereinfacht gesagt: Wenn Fette im Körper ranzig werden, tragen sie zur Arteriosklerose bei. Alkohol kann, wenn er in kleinen Mengen genossen wird, das Fett als Antioxidans schützen. Leider wird der Effekt bei steigender Menge nicht besser, sondern schlechter. Trinkt man zu viel, wirkt Alkohol pro-oxidativ. Pech, nicht wahr?

Für alle, die es genauer wissen möchten

Nicht kippen – nippen!

Beim Alkohol ist es wie bei jedem anderen Genussmittel: Die Dosis macht das Gift. Ab dem Genuss von etwa 30 Gramm Alkohol steigt beim Durchschnittsmann der Blutdruck an und bei der Durchschnittsfrau bereits ab circa 20 Gramm. Wahrscheinlich, weil unser Gehirn dann blutdrucksteigernde Hormone ausschüttet. Der regelmäßige Konsum von großen Mengen Alkohol erhöht aber auch das Risiko für einen dauerhaften Bluthochdruck. Als »blutdruckneutral« sehen medizinische Fachgesellschaften beim Mann eine Alkoholaufnahme von täglich bis zu 30 Gramm Alkohol an, was etwa einem Glas Wein (0,25 Liter) oder drei Gläsern Bier (à 0,25 Liter) pro Tag entspricht. Bei der Frau steigt das Risiko schon ab 20 Gramm Alkohol pro Tag. Damit es nicht zu einer Gewöhnung und einer Abhängigkeit kommt, mindestens 2 Tage pro Woche alkoholfrei verbringen.

Fazit: Ein kleines Gläschen hat manchmal Vorteile, zwei kleine gehen gerade noch, das dritte steigert den Blutdruck und landet auf den Hüften. Alkohol schadet besonders jenen, die neben den Prozenten auch gern Fett und Zucker mögen: Gerade diese Kombination erzeugt besonders oft eine Fettleber. Und natürlich ist Alkohol eine (Kilo-)Kalorienfalle, schließlich liefert 1 Gramm 7 Kilokalorien, also beinahe so viel wie in einem Gramm Fett (9 kcal) und mehr als 1 Gramm Zucker (4 kcal). Zusätzlich stoppt er die Verbrennung von Fett für mehrere Stunden und untergräbt gute Vorsätze.

Wie viel trinke ich täglich?

Manchmal gehört ein bisschen Mut dazu, sich einzugestehen, auf welche Mengen man so kommt. Es lohnt sich zu prüfen, wie viele Milliliter in die Gläser hineinpassen, die man für gewöhnlich benutzt. Also tapfer sein und den Messbecher zücken. Sogar Profis wie etwa Barkeeper verschätzen sich beim Inhalt um bis zu 30 Prozent.

Freie Tage einplanen

Darin sind sich alle Experten einig: Wer täglich trinkt, belastet den Körper am meisten. Also mindestens 2, besser 3 Tage die Woche ohne Alkohol auskommen. Entweder unter der Woche auf ihn verzichten und sich dafür am Wochenende ein Glas genehmigen. Oder, wenn man im Beruf oft an Alkohol gerät, das Wochenende von der Droge freihalten.

4 Wochen trocken bleiben

Wenn man sich oft schlapp und müde fühlt, könnte es ein Notruf der Leber sein. Am besten sofort ausprobieren, ob die Lust auf Aktivität und Bewegung nach ein paar Tagen Alkoholverzicht wiederkommt. Ansonsten zur Vorsicht jedes Jahr ein paar Wochen lang ohne Prozente auskommen. Falls das nicht klappt, offen mit dem Arzt darüber reden.

Alkohol als Einschlafhilfe?

Viele schätzen alkoholische Getränke als Einschlafhilfe. Doch nützt ein »Schlummertrunk« tatsächlich? Schlafmediziner sagen Nein. Alkohol hilft zwar zunächst rasch einzuschlafen, sorgt aber für einen weniger erholsamen Schlaf. Denn er reduziert bei denen, die mehr als ein bis zwei Drinks intus haben, die REM-Schlafphasen. Dies sind die Nachtphasen, in denen wir träumen. Kommen sie zu kurz, leiden Konzentration und Gedächtnis. Was aber noch gefährlicher ist: Größere Mengen Alkohol behindern die Atmung und erzeugen Schlafapnoen, also Atemaussetzer. Und die können zu lebensgefährlichem Bluthochdruck führen.

Ernährungstipps

Gut und gesund essen

1 | Pack den Teller richtig voll!

Wer seinen Blutdruck besser in den Griff bekommen möchte, sollte viel mehr essen – viel mehr Gemüse! Einfach den Teller bei jeder Mahlzeit mindestens zur Hälfte mit kunterbunter Pflanzenkost füllen. Den verbleibenden Platz teilen sich dann stärkereiche Zutaten wie Brot, Pasta, Kartoffeln oder Reis und Proteinlieferanten wie Fleisch, Eier, Aufschnitt, Käse oder Fisch. Noch besser für eine schlanke Taille: Man lässt abends die Stärkelieferanten weg, gönnt sich dafür eine schöne gehaltvolle Soße der besonderen Art (siehe Seite 214ff.) und eine etwas größere Portion Eiweiß.

Für alle, die es genauer wissen möchten

Wasser in knackig fester Form

Der wahrscheinlich einfachste und sicherste Weg zu einem gut regulierten Blutdruck: mehr Gemüse essen! An Gurken, Tomaten, Spargel und Co. kann jeder Produktentwickler lernen, wie man Wasser raffiniert in eine knackig feste Form bringt und das Ganze so fein aromatisiert und so vielfältig darbietet, dass Feinschmecker daran nichts auszusetzen haben. Möhren, Kohlrabi, Spinat und Brokkoli füllen einen Essteller ganz üppig mit gerade einmal 100 (Kilo-)Kalorien. Kein Wunder, die meisten Gemüse bestehen zu über 90 Prozent aus Wasser.

Gemüse und Obst schon zum Frühstück? Das mag manchem ungewohnt erscheinen. Aber wer sich einmal daran gewöhnt hat, Tomaten-, Möhren- oder Kohlrabistücke, Apfel- oder Gurkenscheiben und Radieschen zum Butterbrot zu essen, mag bald gar nicht mehr ohne diese frische Ergänzung auskommen.

Doch es geht nicht nur um (Kilo-)Kalorien! Auch wenn man nicht abnehmen will, helfen Gemüse, Obst und Gewürze, den Blutdruck auf ein gesundes Maß zu senken. US-Wissenschaftler kamen zu dem Ergebnis, dass ein hoher Anteil an Blättern, Blüten, Wurzeln und Knollen den Blutdruck bei vielen Menschen genauso gut senken kann wie eine Behandlung mit Arzneimitteln – oder sogar besser. Für eine solche Ernährungsweise prägten sie die Abkürzung DASH. Sie steht für *Dietary Approaches to Stop Hypertension*, übersetzt: Ernährungsbemühungen zur Eindämmung von Bluthochdruck. Dahinter verbirgt sich eine amerikanische Studie aus dem Jahr 1997, mit der man herausfinden wollte, ob eine Ernährungsweise, in deren Mittelpunkt Gemüse, Obst, Nüsse und fettarme Milchprodukte stehen, den Blutdruck senken kann. Durch frühere Studien wussten die Forscher, dass Vegetarier in der Regel einen niedrigeren Blutdruck haben als Fleischesser. Es war ihnen aber auch klar, dass viele Zeitgenossen –

selbst diejenigen, die an bedrohlich hohem Blutdruck leiden – nicht komplett auf Fleisch verzichten wollen. Also beschlossen die Wissenschaftler, einen weitgehend pflanzenbetonten Ernährungsplan zu testen, in den auch kleine Mengen Fleisch und Fisch einbezogen wurden. Das Ergebnis überraschte: Denn der Blutdruck begann bei dieser Ernährungsweise schneller zu sinken als erwartet. Innerhalb von nur 2 Wochen waren deutliche Verbesserungen zu sehen. Erst kürzlich haben US-Forscher diese Erfolge anhand der Daten von 74 000 Studienteilnehmern noch einmal überprüft. Ergebnis: Jede Verbesserung der Ernährungsgewohnheiten in Richtung auf mehr Gemüse, Kräuter und Obst ist mit günstigeren Blutdruckwerten und einem geringeren Risiko, zu sterben, verbunden.

Halber Teller Gemüse!

Aber was ist eigentlich so nützlich am Grünzeug? Warum sollte man ihm so viel Platz auf dem Teller einräumen? Natürlich sind es Mineralstoffe wie Kalium und Magnesium, die als Gegenspieler von Kochsalz den Wasserhaushalt des Körpers regulieren. Für das Wohl der Blutgefäße spielen aber – neben so ausgewiesenen Fitmachern wie Vitaminen und Mineralstoffen – vor allem biologische Pflanzenstoffe eine Rolle. Die nützlichen Substanzen zeigen sich zwar deutlich als Farbstoff in intensiv getönten Gemüsen wie Möhren, Tomaten und Paprikaschoten, doch verstecken sie sich auch in schlichtgrünen Blattgemüsen, weißen Zwiebeln, Fenchel und vielen anderen Sorten.

Nach allem, was man heute weiß, arbeitet eine immense Fülle von spannenden Biostoffen zu unseren Gunsten. Bislang sind etwa 100 000 dieser sogenannten sekundären Pflanzenstoffe bekannt, wobei heutzutage 5000 bis 10 000 in unserer Nahrung vorkommen. Das zeigt schon, dass Superfoods einzeln nichts bringen – unser Körper braucht die Vielfalt. Nicht ohne Grund hat er die Aufnahme einzelner Stoffe, die sogenannte Bioverfügbarkeit, begrenzt. Schließlich entscheidet die Dosis darüber, ob ein Stoff heilt oder schadet. Die Ergebnisse immer neuer Studien zeigen, dass es vor allem ein breites

Angebot pflanzlicher Lebensmittel ist, das die Entstehung von Erkrankungen wie Bluthochdruck und Arteriosklerose bremsen oder verhindern kann.

Iss ein bisschen bunter!

Beim Gemüsekauf im Supermarkt sehnt man sich manchmal in frühere Zeiten zurück – als noch Sand an den Möhren klebte, die Wurzeln dick und krumm gewachsen waren, aber dafür dufteten und intensiv schmeckten. Und erst die Radieschen! Nicht groß und innen porös, sondern klein und knackig waren sie früher, ihr kräftiges Aroma konnte einem die Tränen in die Augen treiben. Aber das war ja gerade das Gute.

Noch vor 50 Jahren pflanzten Gemüsebauern einfache, sogenannte Landsorten an. Die wuchsen gemächlich, reiften spät und schmeckten gerade deswegen intensiv und unverwechselbar. Aber sie brachten den Bauern auf Dauer zu wenig Geld in die Kasse. Mächtig gewordene Handelsketten zahlten eben nicht für innere Qualität, sondern für Optik und für Masse. Es mussten also schneller wachsende, ertragreichere Sorten her, um den Anbau rentabler zu machen. Diese waren resistent gegen viele Krankheiten und verdoppelten den Ertrag. Doch bald beklagten kluge Konsumenten den flauen Geschmack und die schlaffe Konsistenz der neuen Gemüse.

In allen Gemüsearten stecken von Natur aus Duft- und Aromastoffe (wie Terpene, Senföle und Polyphenole), die unseren Appetit anregen und das Essen zum Genuss machen. Doch in manchen schnell wachsenden Sorten ist solcher Gaumenkitzel fast verschwunden.

Ich will mehr Geschmack!

Gewicht bekommt die Klage über die kulinarischen Einbußen, seit Ernährungsexperten herausfanden, dass viele Aroma- und Geschmacksstoffe als biologisch aktive Substanzen oder sogenannte Phytochemicals einen hohen gesundheitlichen Wert besitzen und gegen Zivilisationskrankheiten wie etwa Bluthochdruck und Arteriosklerose schützen. Was gut schmeckt, ist also auch gesund! Deshalb lohnt es sich, auf dem Biohof, beim Gemüsebauern auf dem Markt oder im Fachgeschäft nach besonders geschmacksintensiven Sorten zu fragen und dafür auch etwas mehr Geld auszugeben.

Wer beim Gemüse auf innere Werte setzt, kauft – klarer Fall –, was gerade Saison hat. Winzige Möhren, halbwüchsige Kohlrabi oder Minirüben mögen zarter sein als ausgewachsene Exemplare, doch sie sind dafür auch weniger wertvoll, besitzen weniger Biostoffe und Geschmack. Für ein kräftiges Möhrenaroma deshalb am besten die Bunde mit Grün und dünnen Würzelchen links liegen lassen und stattdessen ausgereifte, große Exemplare kaufen. Wer vom Feldsalat die früh geernteten Miniaturblättchen wählt, muss zwar kaum kauen, bekommt aber auch wenig Aroma in die Salatschüssel. Für Kräuter wie Petersilie, Dill, Basilikum oder Thymian gilt: Sind die Blättchen hell und zart, ist die Würzkraft noch nicht voll entwickelt. Nur wenn die Blätter ausgewachsen sind und viel Licht eingefangen haben, kommt der echte intensive Geschmack zum Vorschein. Sonnengereifte Kräuter kitzeln unsere Geschmacksnerven aufs Angenehmste und machen sich als Dekoration nützlich. Und ganz nebenher liefern sie Hunderte von bioaktiven Substanzen, die den Körper mobil halten. Mit ihren ätherischen Ölen, Spurenelementen, Gerb- und Bitterstoffen locken sie Verdauungssäfte, lassen das Blut leichter fließen und schützen die Blutgefäße.

Kulinarisch wertvoll – Biostoffe im Gemüse

Wer seinen Blutgefäßen einen Gefallen tun möchte und Abwechslung auf den Tisch bringt, kann eine ganze Palette von Wirkstoffen für sein Wohlbefinden nutzen.

- Terpene duften köstlich. Sie sind Zutat vieler Gewürze, Kräuter und essbarer Blüten, außerdem verbergen sie sich in Gemüse- und Obstsorten wie etwa in Zitrusfrüchten, Möhren, Auberginen, Brokkoli, Gurken, Aprikosen, Himbeeren und Heidelbeeren.

- Polyphenole können würzig-herb oder chili-scharf schmecken. Sie stecken unter anderem in Chilischoten, Kurkuma, Rosmarin, Salbei, Zwiebeln, Bohnen, Endivien, Erbsen, Grün- und Weißkohl.
- Sulfide kitzeln unsere Geschmacksnerven mit zwiebelig-scharfen Noten und geben Zwiebeln, Knoblauch, Porree und Schnittlauch den Charakter.
- Senföle schmecken kohlig-aromatisch, sie sind typisch für alle Kohlsorten, Senfkörner, Wasabi, Rucola, Kresse, Meerrettich, Radieschen und Rettich.

Goldrichtig für den Blutdruck!

Als Ballaststoffe gelten die Bestandteile im Essen, die unsere Verdauungssäfte nicht zerlegen können. Sie wandern zwar unverändert durch den Verdauungstrakt, erfüllen aber eine Vielzahl wichtiger Aufgaben. Sie sind also keineswegs überflüssiger Ballast. Im Dünndarm werden nur die löslichen Ballaststoffe vom Körper aufgenommen und wirken appetithemmend. Pektin aus Früchten und Gemüse beispielsweise bremst die Aufnahme von Nährstoffen im Körper. Je langsamer und kontinuierlicher er die Kalorien aufnimmt, desto länger melden die Sensoren Sättigung. Unlösliche Ballaststoffe wie etwa die Zellulose aus dem Getreide sorgen für Fülle auf dem Teller und im Magen. Sie fördern die Bewegung des Dickdarms und damit eine zügige Ausscheidung. Mehr Ballaststoffe heißt also weniger Gewicht und Hilfe beim langsamen nachhaltigen Abnehmen.
Ballaststoffe …

- füllen den Magen und sättigen ausgiebig,
- »verdünnen« die Nahrung und machen sie kalorienärmer,
- senken den Blutzuckerspiegel,
- helfen, den Blutdruck zu regulieren.

2 | Frisch gehalten ist nicht frisch!

Wer ausprobieren möchte, ob sein Blutdruck sinkt, wenn er weniger Salz verwendet, muss vielleicht nicht einmal unbedingt den Salzstreuer vom Tisch verbannen. Die erste, wichtigste und beste Maßnahme für blutdruckfreundliches Essen ist der bewusstere Einkauf. Etwa 80 Prozent der täglichen Salzzufuhr stammen aus verarbeiteten Lebensmitteln. Das meiste Salz versteckt sich in den Supermarktregalen, und zwar in Form von Fertiggerichten, vorgewürzten, marinierten Fleischstücken, Aufschnitt, Soßen, Dressings, Knabberzeug und aufgebackenen Brotwaren. Wer diese Salzwüsten meidet, hat schon viel für einen gesunden Blutdruck getan. Aber was ist die Alternative? Ganz einfach: frische Naturprodukte.

Natürlich ist in der Werbung alles irrsinnig frisch: erntefrisch, gartenfrisch, fangfrisch, ofenfrisch, superfrisch. Aber wann sind Lebensmittel jenseits aller Sprüche im ursprünglichen Sinn frisch? Wenn ihnen nichts hinzugefügt wird. Vor allem kein Salz. Denn das ist das älteste Konservierungsmittel der Welt, schon Babylonier und Römer benutzten es, um Fisch und Fleisch haltbar zu machen. Weil es eine so billige Zutat ist und Wasser im Produkt bindet, steigert es den Gewinn der Hersteller. Das macht seine Bilanzen gesund und Menschen mit hohem Blutdruck schlimmstenfalls krank.

Gutes Fleisch kaufen, dafür etwas weniger!

Immer häufiger stößt man beim Einkauf von abgepacktem oder tiefgekühltem Fleisch auf Hinweise wie »mariniert« oder »Mit Flüssigwürze«. Wozu brauchen Steaks, Hähnchenschnitzel oder Schweinebraten eine Marinade oder Flüssigwürze? Ganz klar: Mittelmäßiges Fleisch wird durch solche Zusätze würzig, weich – und vor allem salzig. Die öligen oder cremigen Mischungen aus Salz, Gewürzen, Säure und Fett sollen trockene und zähe Fleischstücke aufwerten und haltbarer machen. Die meisten Fleischereien lassen sich mit vorgefertigten Marinaden beliefern. In Großbetrieben werden diese Mischungen im Tumbler, einer Art Knetmaschine, ins Fleisch einmassiert. Als Käufer kann man Qualität und Fettanteil dieser marinierten Fleischstücke nicht beurteilen. Durch eine Marinade bringt es ein einziges Steak von 180 Gramm oft auf einen Gehalt von mehr als 2 Gramm Salz. Ist keine Nährwertangabe vorhanden, kann man davon ausgehen, dass der Fettgehalt eines eingelegten Steaks doppelt so hoch ist wie der eines puren Stücks Steakfleisch. Also hilft nur ein kritischer Blick auf Zutatenliste und Nährwertangaben der Verpackung. An der Fleischtheke lieber einmal nachfragen und vorbehandelte Fleischstücke ablehnen.

Ein gutes Steak und ein perfekter Rinderbraten sollten vor allem eines sein: richtig abgehangen. So gereift, braucht Fleisch keine Marinade. Fettränder tragen zum typischen Geschmack bei, also nicht vor dem Braten entfernen, sondern erst auf dem Teller. Einen Salat dazu essen und auf Fertigsoßen verzichten, lieber selbst kreativ werden (siehe Seite 214, »Gemüsesoßen«).

Vorsicht Bäcker: Berge von Fett und Zucker!

Ein Schoko-Croissant zum Frühstück, ein belegtes Minibaguette als Mittagsmahlzeit, zum Kaffee eine Streuselschnecke und abends für den Heimweg noch schnell eine Laugenstange mit Käse und Schinken. Macht mindestens 2500 (Kilo-)Kalorien. Ein Schock, nicht wahr? Im Supermarkt findet man auf jeder Packung eine Nährwertangabe. Und beim Bäcker? Fehlanzeige! Dabei würde mancher entsetzt verzichten, wenn er wüsste, was er sich mit einem harmlos aussehenden Kuchenstück an Stärke- und Zuckerbergen einhandelt.

Clever einkaufen

Wer blutdruckfreundlich essen möchte, lässt sich von schönen Werbesprüchen und Fantasienamen besser nicht einfangen, sondern liest

Wie Süßes sich in Fett verwandelt

Zeigte sich bei den Laborwerten viel Fett im Blut (hohe Triglyceridwerte), glaubte jahrzehntelang alle Welt, tierische Fette trügen daran die Schuld. Es schien plausibel, weil nach einer Mahlzeit mit fettem Braten mehr Fett im Blut schwimmt als sonst. Doch dieser Effekt zeigt sich nur vorübergehend. Viel einschneidender ist die eigene Produktion des Körpers. Und die stammt aus den überschüssigen, nicht benötigten Kohlenhydraten, also vor allem aus Mehl und Zucker. Diese Erkenntnis war eine echte Überraschung für Forscher. Klar, wir alle wussten, dass helles Brot, Kuchen, Nudeln und Süßigkeiten sich leicht in Fettpolster verwandeln, doch dass der Körper sie ausschließlich in gesättigte Fette verwandelt, um sie dann umgehend in Leber und in Fettpolstern abzulagern, entdeckten Forscher erst vor einiger Zeit. Das Fatale daran: Die Fettfabrik im eigenen Stoffwechsel ist in der Lage, weit größere Mengen an gesättigten Fetten zu erzeugen, als das, was wir beim Essen aufnehmen.

Eine andere Brühe

Wer gern kocht, braucht Brühe. Viele denken dabei an ein salziges, braunes Pulver aus der Instantdose. Gängige Brühepulver bestehen – was man nicht sieht – häufig zu mehr als der Hälfte aus Salz. Das gilt für herkömmliche Produkte genauso wie für Bioware. Ein halber Liter Bouillon liefert dann oft mehr als 5 Gramm Salz. Das ist schon fast die Menge, die bei einer blutdruckfreundlichen Ernährung für den ganzen Tag reichen sollte.

Schon unsere Großmütter wussten, dass sich aus Knochen- und Fleischabschnitten oder Gemüseresten ohne große Küchenkunststücke und Kosten eine kulinarische Wunderzutat zaubern lässt, die noch dazu das Wohlbefinden fördert. Wer also während längerer Esspausen gerne Brühe trinkt, um seinem Magen zu schmeicheln, tut gut daran, an den Herd zu gehen und sich einen salzarmen Vorrat zu kochen. Denn gute Brühen sind nicht nur ultralecker, sondern auch gesund. Wenn Knochen lange bei kleiner Hitze köcheln, finden sich in einer Knochenbrühe so blutdruckfreundliche Mineralstoffe wie Kalium, Calcium und Magnesium und lösliche Proteine. Gemüsebrühen dagegen liefern eine Vielzahl von Pflanzenstoffen, die unsere Zellen schützen helfen.

Keine Zeit oder keine Lust, selbst eine Brühe zu kochen? Dann weniger vom gekauften Pulver nehmen als empfohlen. Das reduziert die Salzmenge in der fertigen Brühe. Am besten achtet man beim Einkauf auf einen Salzgehalt von unter einem Gramm pro 100 Milliliter Brühe. Die Werte dafür findet man in der Nährwerttabelle auf dem Etikett. Reformhäuser, Bio- und Drogeriemärkte bieten auch spezielle salzarme Brühepulver an.

lieber die sachliche Bezeichnung des Lebensmittels. Die muss nämlich laut Gesetz der tatsächlichen Zusammensetzung des Lebensmittels entsprechen und auf jeder Packung stehen. Es lohnt sich also, danach zu suchen. Oft findet sie sich klein unter der Markenbezeichnung. Ein Beispiel: Auf einer Packung aus dem Kühlregal steht groß »Hähnchen-Filetstreifen« und winzig darunter »gewürzt und gebraten, aus Fleischstücken zusammengefügt«. Deutlicher gesagt: Hier hat der

Hersteller mit einer salzigen Marinade plus Zucker viel Flüssigkeit im Produkt festgehalten und kleine Fleischstücke zu ansehnlicheren Streifen zusammengeklebt.

Klar, es kostet Zeit, aber es lohnt sich gerade vor dem ersten Kauf eines Produkts, die Zutatenliste zu lesen. Je kürzer sie ist, desto höher ist in der Regel die Qualität des Produkts. Laut Gesetz steht am Anfang der Liste die Zutat mit der größten Menge. Oft sind diverse Zuckerarten und Stärke auf den vorderen Plätzen, manchmal steht auch das Salz ganz vorn.

Wer auf Nährwertangaben achtet, kann schlauer einkaufen. Bei mehreren vergleichbaren Produkten wählen Menschen mit Bluthochdruck natürlich das mit dem geringeren Salzgehalt. Diese Wahl tut nicht nur dem Blutdruck gut, sondern verhindert auch, dass man auf Produkte hereinfällt, die durch den höheren Salzgehalt mehr Wasser gebunden haben und auf diese Weise mehr Gewicht auf die Waage bringen als salzärmere Ware. Besondere Vorsicht gilt, wenn ein geringer Fettgehalt in großen Lettern ausgelobt wird. Dann ist oft sehr viel kleiner ein hoher Salzgehalt aufgedruckt.

Die besten Lebensmittel für einen gesunden Blutdruck

Alle folgenden Nahrungsmittel passen zur blutdruckfreundlichen Lebensweise – die Auswahl ist riesig, der Platz reicht nicht, alle aufzuzählen. Das Wichtigste: So oft wie möglich Naturprodukte ohne Zutatenliste wählen, abwechslungsreich zubereiten und mit Genuss essen.

Fleisch, Fisch und Eier

Fleisch: Rind, Kalb, Lamm, Schwein, Ziege – vorzugsweise aus artgerechter Haltung.

Oft durchwachsene Teile mit Knochen wählen. Die liegen nicht nur geschmacklich vorn und sind billiger als Filetstücke, sondern liefern auch wertvolle Inhaltsstoffe.

Wild: Reh, Hirsch, Wildschwein, Hase, Ente, Fasan.

Geflügel: Huhn, Ente, Gans, Pute, Wachteln – vorzugsweise aus artgerechter Haltung.
Fisch: Wildlachs, Hering, Makrele, Forelle, Saibling, Kabeljau, Lengfisch, Seelachs, Rotbarsch, Seehecht, Thunfisch, Plattfische wie etwa Scholle, Seezunge, Rotzunge (Limande).
Krustentiere: Garnelen, Hummer, Langusten, Flusskrebse, Tintenfische, Miesmuscheln, Jakobsmuscheln, Austern, Herzmuscheln und viele andere.

Frische oder tiefgekühlte Naturprodukte aus Wildbeständen, aus gut kontrollierter Fischzucht oder nachhaltigem Fischfang bevorzugen.
Eier: Hühnereier aus Freilandhaltung, Wachteleier, Gänse- und Enteneier nur hart gekocht.

Öle und Fette

Fette zum Braten: Rapsöl, Olivenöl, ungehärtetes Kokosfett, Bratöle, Schweine- und Gänseschmalz, Butterschmalz, Avocadoöl.

Öle und Fette nie so hoch erhitzen, dass sie zu rauchen beginnen. Beim Frittieren das Fett statt auf die üblichen 180 Grad Celsius nur auf 160 Grad Celsius erhitzen.
Fette zum Dünsten: Rapsöl, Olivenöl, Butter oder Margarine, Omega-3-Streichfett, Butterschmalz, Sesamöl und andere Nuss- und Samenöle.
Öle für den Salat: Leinöl, Walnussöl, Kürbiskernöl, Mandel-, Macadamia-, Hasel-, Avocado-, Hanföl, Sesam- und Pistazienöl, Omega-3-DHA-Öl, Oliven- oder Rapsöl. In kleinen Mengen, teelöffelweise: Borretschöl.

Gemüse und Salat

Alles, was die Saison frisch anbietet: Salate, Blattgemüse wie Spinat, Melde oder Mangold, Wurzeln und Knollen wie etwa Süßkartoffeln, Steckrüben und Pastinaken. Dazu alle Kohlarten, Spargel, Porree, Zwiebeln, Fruchtgemüse wie Kürbis, Gurken, Tomaten, Paprikaschoten und vieles mehr. Außerdem Wild- und Zuchtpilze, natürlich auch Trüffel, getrocknete Tomaten und Pilze.

Früchte

Alle Beerensorten, alle Zitrusfrüchte, Äpfel, Birnen, Bananen, Pflaumen, Pfirsiche, Aprikosen, Ananas, Feigen, Trauben, Melonen, Kaki, Kirschen und viele mehr.

Süße Obstsorten dosiert essen. Nicht zwischendurch, sondern innerhalb einer Mahlzeit genießen. Nicht mehr als eine Handvoll pro Tag, vorzugsweise frisch oder tiefgekühlt. Kleine Mengen auch getrocknet.

Nüsse und Kerne

Alle ungesalzenen Sorten, also zum Beispiel Mandeln, Haselnuss-, Paranuss- und Walnusskerne, Kürbis-, Sonnenblumen- und Cashewkerne, Leinsamen, Mohn, Sesam, Maronen (Esskastanien), Bucheckern, Kakaobohnen und Kakaopulver, alle Sorten ungesüßtes Nussmus, Tahini (Sesampaste).

Gesalzene Nüsse und Nussprodukte eventuell in kleineren Mengen essen.

Küchenkräuter

Basilikumsorten, Bärlauch, Dill, Estragon, Majoran, Borretsch, alle Minzearten, Oregano, Petersilie, Rosmarin, Schnittlauch, Thymian, Koriandergrün, Liebstöckel, Ingwer-, Galgant- und Meerrettichwurzeln.

Alle Sorten möglichst frisch verwenden. Viele wachsen üppig auf der Fensterbank und auf dem Balkon, falls kein Garten vorhanden ist.

Wildkräuter

Brennnessel, Löwenzahn, Giersch, Vogelmiere, Wegerich, Knoblauchrauke, Gundermann, Gartenkerbel, Sauerampfer, Frauenmantel, Melisse, Schafgarbe, Gänsefingerkraut, Verbene, Wacholder, Weißdorn.

Nicht an befahrenen Straßen sammeln. Freizeittipp: Kräuterkurse besuchen.

Blüten

Gänseblümchen, Ringelblumen, Kamille, Lindenblüten, Wiesenschaumkraut und außerdem Zierblüten wie Begonie, Dahlie, Kornblume, Lavendel, Malven, Mohn, Rosen, Sonnenblumen, Stiefmütterchen und Veilchen.

Alle Blüten von Würz- und Wildkräutern, die essbar sind, liefern wichtige Biostoffe (Flavonoide), die helfen, die Arterien gesund zu halten. Wichtig: Keine Blüten aus dem Blumenladen essen, nur giftfrei aufgewachsene Exemplare aus Feld und Garten verwenden.

Gewürze

Naturbelassene Einzelgewürze wie Pfeffer und Chili (alle Sorten), Kurkuma, Muskat, Zimt, Nelken, Anis, Kümmel, Kreuzkümmel, Safran, Piment, Lorbeer, Vanille, Koriander. Auch salzfreie Gewürzmischungen wie Curry, Lebkuchengewürz, Dukka oder Gomasio.

Süßes

In möglichst kleinen Mengen: alle Zuckerarten, Honig, Ahornsirup, Zuckerrübensirup, Agavendicksaft, aromatisierte Sirupsorten.

Süße Sachen nicht zwischendurch, sondern innerhalb einer Mahlzeit genießen. Produkte meiden, in deren Zutatenliste Namen wie Glukose-Fruktose-Sirup, Fruktose-Glukose-Sirup, getrockneter Glukose-Fruktose-Sirup oder getrockneter Fruktose-Glukose-Sirup auftauchen.

3 | Mach dir deine eigenen Fertigmahlzeiten!

Ganz gleich, ob wir uns im Büro ein Gericht aus dem Kühlregal des Supermarkts aufwärmen, in einer Betriebskantine essen oder im Restaurant dinieren – ohne zu merken bekommen wir oft eine viel zu reichliche Dosis blutdrucksteigerndes Kochsalz und Phosphat auf den Teller. Und nach gewichtigen Mahlzeiten sitzt mancher Esser abgeschlafft und träge an seinem Arbeitsplatz. Noch schlimmer: Viele werden von der kalorienträchtigen Kost dicker und dicker. Der Ausweg aus dieser Misere heißt Selbermachen. Das verlangt allerdings etwas Eigeninitiative, Vorplanung und am besten auch ein paar Gleichgesinnte, sonst entgeht einem der mittägliche Büroklatsch.

Für alle, die es genauer wissen möchten

Kochen und Kühlen

Wer gern kocht, es aber oft eilig hat und salzige Fertigprodukte vermeiden möchte, schafft sich am besten seine eigenen, höchst persönlichen Schnellgerichte an. Für einen Vorrat an blutdruckfreundlichem, selbst gemachtem Essen lohnt es sich, die Methode »Kochen und Kühlen« auszuprobieren.

Die Sache ist supereinfach. Man kocht wie gewohnt, gart die Zutaten aber etwas knapper, verpackt sie sofort und kühlt sie dann, so schnell es geht, auf Kühlschranktemperaturen herunter. So werden die Gerichte lagerfähig und können jederzeit ohne viel Aufwand wieder erhitzt und serviert werden. Was die Gerichte haltbar macht, ist nicht Chemie, sondern einzig und allein der kluge Umgang mit der Temperatur.

Großen Aufwand muss man nicht betreiben. Zusätzlich zur üblichen Küchenausstattung braucht man hitzefeste, dicht schließende Behälter. Praktisch sind flache Plastikdosen mit fest schließenden Deckeln, weil der Inhalt darin schnell erkaltet. Am billigsten sind die sogenannten Twist-off-Gläser, die man von sauren Gurken, Kompott und Konfitüre her kennt und vielleicht ohnehin aufgehoben hat. Tiefkühlbeutel sind ideal, um Soßen, Fonds und Pürees flach einzufrieren und bei Bedarf Stücke davon abzubrechen.

Für einen guten Vorrat braucht man natürlich Platz im Kühlschrank. Ideal sind moderne Geräte mit einer Null-Grad-Zone – also etwas kälter als sonst – und der Möglichkeit, den Kühlschrank per Gradanzeige genau einzustellen. Dann kann es losgehen: Einfach ab und zu einmal eine längere Koch-Session einlegen und danach viele Tage leckeren, selbst gemachten Proviant genießen. Besonders geeignet ist diese Methode für Gemüsegerichte, Soßen, Suppen, Eintöpfe und Geschmortes wie etwa Gulasch oder Frikassee.

So einfach geht es:

- Nach eigenen Rezepten wie gewohnt kochen, dicke Eintöpfe und Suppen etwas flüssiger zubereiten.
- Die Garzeit 1, 2 Minuten kürzer halten, damit Gemüse beim späteren Aufwärmen noch Biss behält.
- Die Gefäße zum Abfüllen kurz vor Gebrauch noch einmal mit kochend heißem Wasser ausspülen, sie müssen sehr sauber sein. Umgekehrt abtropfen lassen, nicht abtrocknen, denn an Tüchern haften oft viele Keime.
- Vor dem Abfüllen das Gericht im Topf mindestens 3 Minuten blubbernd brodeln lassen, dann sofort – also noch siedend heiß – bis knapp unter den Rand in die gespülten Gefäße füllen. Die Ränder sauber halten, bei Gläsern hilft ein Einmachtrichter. Die Gefäße fest verschließen und kopfüber einige Minuten stehen lassen, damit sich ein Vakuum bildet und der Hohlraum unter dem Deckel steril bleibt.
- Jetzt schnell herunterkühlen. Dafür die Gefäße in kaltes Wasser oder im Winter nach draußen stellen. Wichtig für die kulinarische Qualität: Die Absenkung der Temperatur von 50 auf 20 Grad Celsius soll möglichst zügig erfolgen. Das Wasser zwischendurch erneuern oder Kühlelemente (Eisbatterien) hineinlegen.
- Ist der Deckel nach dem Abkühlen fest verschlossen? Dann kommen die Gefäße in den Kühlschrank. Je kühler, desto besser. Bei 0 bis 3 Grad Celsius hält sich der Vorrat mindestens 3 Wochen in perfektem Zustand. Bei den üblichen Kühlschranktemperaturen von 6 bis 8 Grad Celsius sollte er nach 1, 2 Wochen gegessen sein. Sieht der Inhalt jedoch unverändert aus und riecht gut, kann man ihn auch noch etwas später unbesorgt zu sich nehmen. Nur wenn ein Deckel aufgebläht ist oder das Gefäß sich geöffnet hat, den Inhalt wegwerfen. Er könnte verdorben sein.

Kaffee und Blutdruck

Ob sich durch Kaffeegenuss der Blutdruck erhöht, ist schon lange Gegenstand der Forschung, bis heute sind die Ergebnisse widersprüchlich. Denn die persönliche Veranlagung spielt eine große Rolle. Je nach der genetischen Ausstattung eines Menschen baut die Leber das Koffein langsam oder schnell ab.

Für Zeitgenossen, bei denen die aufmunternde Wirkung von Kaffee sehr lange anhält, weil der anregende Stoff langsam abgebaut wird, ist das Risiko, Bluthochdruck zu entwickeln, im Vergleich zu Nicht-Kaffeetrinkern vielleicht etwas erhöht. Systematische Übersichtsarbeiten kamen jedoch zu dem Schluss, dass Kaffee, in maßvollen Mengen genossen, keinen Schaden anrichtet. Der Rat der Forscher: Bluthochdruckpatienten sollten ihren Kaffee in moderaten Mengen von höchstens 3 Tassen am Tag genießen oder auf entkoffeinierten Kaffee umsteigen.

Vieltrinker, die gewohnt sind, den ganzen Tag über zur Tasse zu greifen, fahren die Koffeinmenge besser langsam herunter. Dafür entweder jede zweite Tasse durch ein koffeinfreies Getränk ersetzen oder – falls man Filter- oder Instant-Kaffee trinkt – mit der Zeit immer mehr von der gewohnten Kaffeemenge durch entkoffeinierten Kaffee ersetzen.

4 | Abschied von der süßen Sucht

Nein, Zucker ist nicht die Verkörperung des Bösen. Im Gegenteil, wir sind mit einer Vorliebe dafür geboren, weil die Süße unsere Vorfahren motivierte, reife Früchte herauszupicken, die – außer Zucker – besonders viele Nährstoffe liefern. Also ist die Lust darauf ganz natürlich! In den vergangenen 150 Jahren hat sich unser Zuckerkonsum allerdings vervielfacht. Wahrscheinlich deshalb, weil die puren Kristalle, anders als süße Früchte, für einige Menschen Suchtpotenzial besitzen. Schließlich belohnt uns das Gehirn fürs Zuckeressen mit der Ausschüttung von angenehmen Botenstoffen wie Serotonin und Dopamin. Sie erzeugen dieses ungemein beruhigende Gefühl, das wohlig aus dem Bauch aufsteigt und sich wie ein rosafarbener Nebel im Kopf ausbreitet.

Wer von Kindesbeinen an gelernt hat, sich bei Unannehmlichkeiten mit süßen Sachen zu trösten, dessen graue Zellen verlangen Zuckriges später als Medizin gegen Langeweile, Angst, Liebesentzug und Stress. Vor allem Frauen, das zeigen Umfragen, leiden unter ihrer Sucht. Dabei fehlen manchen von ihnen einfach nur gesunde Kohlenhydrate, die langsam und kontinuierlich ins Blut gehen. Das heißt: mehr Vollkornprodukte und Hülsenfrüchte wie Bohnen, Kichererbsen oder Linsen verzehren – und schon sinkt die Lust auf Süßes.

Nach einer Empfehlung der WHO (Weltgesundheitsorganisation) sollten pro Tag nicht mehr als 25 Gramm Zucker verzehrt werden. Ein dauerhaft zu hoher Zuckerkonsum erhöht das Risiko für Übergewicht und Diabetes Typ 2. Diese Nachteile treten bei süßen Getränken besonders hervor. Vor allem Säfte und Softdrinks liefern reichlich (Kilo-)Kalorien, die aber überhaupt nicht satt machen.

Zuckerwasser macht dick! Weil immer mehr Menschen mit ihrem Gewicht kämpfen, fordern Gesundheitsexperten, den Genuss zuckerhaltiger Getränke deutlich einzuschränken.

Wie schwer es uns fällt, auf Süßes zu verzichten, ist jedoch auch typabhängig: Wer einen empfindlichen Zuckerstoffwechsel geerbt hat, wird von Süßigkeiten erst richtig hungrig und greift dann – wie unter Zwang – immer wieder zu. Manchem hilft deshalb nur der komplette Ausstieg aus der süßen Droge und Kurzzeitfasten mit längeren strikten Esspausen. US-Forscher stellten in diesem Zusammenhang fest, dass Traubenzucker (Glukose) besondere Hirnareale aktiviert, die auch bei anderen Suchtformen auf Hochtouren laufen.

Wenn einen die Lust auf Süßes gerade akut plagt, hilft vor allem Bewegung! Einfach um den Block gehen, laufen oder sonst irgendwie in Bewegung kommen. Denn Muskelspiele regulieren den Zuckerhaushalt und bremsen über diesen Weg die süße Lust. Wer abnehmen möchte, setzt ohnehin am besten auf Sport. Denn beim Pilates kann man keine Pralinen essen und beim Handball keine Himbeertorte.

Süßes zum Abschluss

Am besten halten wir großen Süßhunger in Schach, wenn wir uns zuckerhaltige Leckereien nur innerhalb einer Mahlzeit gönnen, also etwa als Dessert. Wer vorher ausgiebig gegessen hat und im Prinzip satt ist, läuft kaum Gefahr, dabei über die Stränge zu schlagen. Und die anderen Bestandteile der Mahlzeit (Protein, Fett und Ballaststoffe) sorgen dafür, dass der Zucker viel langsamer ins Blut gelangt. Die sogenannte Insulinschaukel, also der ständige Wechsel von zu viel und zu wenig Blutzucker, kommt erst gar nicht in Gang, wenn der Zucker aus einer gemischten Mahlzeit langsam und kontinuierlich ins Blut sickert. Am besten ausgereifte Früchte der Saison wählen und einfach mit Schale im Ganzen aus der Hand essen. So stoppt Obst den Hunger am effektivsten. Denn die feste Struktur der frischen, intakten Frucht wirkt wie eine Barriere und bremst den Zucker, damit er nicht zu flink ins Blut geht. Die Nährstoffe tröpfeln langsamer ins Blut als aus geschältem, zerkleinertem Obst, Kompott oder Saft.

Hochdruck durch Fruktose

Getränke wie Limonaden, Energydrinks oder Cola-Varianten sind echte Dickmacher, das hat sich bereits herumgesprochen. Fruchtsäfte dagegen gelten als gesund und werden kaum als Risiko für die Figur wahrgenommen. Dabei sind sie ebenso reich an Kalorien und besonders an Fruchtzucker (Fruktose).

Bis vor einigen Jahren wurde Fruchtzucker Diabetikern noch als Zuckerersatz empfohlen. Das war, als wollte man den Teufel mit Beelzebub austreiben. Denn Fruchtzucker begünstigt – wie man heute weiß – eine Diabeteserkrankung eher, als dass er sie verhindert. Und er kann sogar das Risiko für Bluthochdruck steigern. Denn diese Zuckerart kurbelt die Umwandlung in Fett noch viel stärker an als üblicher Haushaltszucker. Fruktose umgeht die sonst im Körper vorhandene Kontrolle der Leber und stimuliert dort mit auffallender Geschwindigkeit die Fettproduktion. Ein Teil dieses Fetts bleibt dort, wo es entsteht, nämlich in der Leber. Sie verfettet. Ein weiterer Teil gelangt ins Blut, was sich in erhöhten Blutfettwerten zeigt.

Hersteller setzen Fruktose heute als billiges Süßungsmittel zahlreichen Produkten zu, vor allem süße Getränke, Süßwaren und gesüßte Fertigprodukte enthalten oft große Mengen. Ein Blick auf die Zutatenliste vor dem Kauf lohnt also. Die in vielen Produkten versteckten Zuckerkalorien sind enorme Dickmacher, werden aber oft nicht als solche wahrgenommen. Wer Herz, Leber und Blutdruck schonen möchte, sollte fruchtzuckerreiche Produkte und Fruchtsäfte also auch wegen der überflüssigen Kalorien möglichst meiden. Ein Verzicht bringt Leber und Blutfette schnell wieder auf den rechten Kurs. Fruchtzucker (Fruktose) verbirgt sich hinter folgenden Bezeichnungen:

- Fruchtzucker/Fruktose
- Fruktosesirup
- Fruktose-Glukose-Sirup
- Glukose-Fruktose-Sirup
- Fruchtsüße

Haushaltszucker besteht zu 50 Prozent aus Fruchtzucker. Honig und Sirupsorten wie etwa Ahorn- oder Agavensirup sind ebenfalls reich an Fruchtzucker. Umsteigen bringt also nichts. Nur ein Verzicht hilft weiter! Also anstelle fruchtzuckerreicher Produkte lieber frisches Obst zu den Mahlzeiten essen. Die Ballaststoffe darin gleichen den Nachteil des natürlichen Fruktosegehalts einigermaßen aus.

Protein wärmt!

Beim Abnehmen geht der Körper gern in den Energiesparmodus und wandelt weniger von den aufgenommenen Kalorien in Körperwärme um. Dann fröstelt man leicht. Zum Glück kann man sich beim Kurzzeitfasten nach einer Esspause wieder richtig satt essen, und es wird einem nach dem Essen wieder warm. Das nennen Ernährungsexperten »postprandiale Thermogenese«. Wie viel Energie dabei abgefackelt wird, hängt von der Menge der Muskeln ab, die man besitzt, und von dem, was man gerade gegessen hat. Die einzelnen Nährstoffe verursachen eine unterschiedlich starke und lang anhaltende Wärmeproduktion im Körper. Protein (Nahrungseiweiß) ist mit 18 bis 25 Prozent der aufgenommenen Energiemenge der beste Wärmespender.

Immer mehr Studien weisen darauf hin, dass Proteine einen höheren Sättigungsgrad erzielen als Fette und Kohlenhydrate und zudem den Energieverbrauch anheben. Alle, die sehr unter Hunger leiden, weil sie einen empfindlichen Zuckerstoffwechsel besitzen, können ihn daher mit proteinreichen Gerichten schneller und nachhaltiger stillen als mit schnellen Kohlenhydraten aus Brötchen oder Bonbons. Vor allem, wenn es darum geht, einen runden Bauch wegzubekommen, helfen proteinreiche Gerichte.

Deshalb raten Ernährungsfachleute dazu, pro Tag mindestens 50 Gramm Protein (Eiweiß) zu essen. Das reale Minimum, das der Körper zum Überleben braucht, liegt zwar niedriger, aber internationale Experten finden die zusätzliche Menge als Sicherheitspolster wichtig, weil sie den Körper mit lebenswichtigen Baustoffen versorgt. All diese Vorteile sollten jedoch niemanden verleiten, nur noch Fleisch, Fisch und Käse zu essen. Es gibt Menschen, die auf die große Proteinsoße mit depressiven Verstimmungen reagieren, und andere, deren Leber oder Nieren unter der Eiweißflut leiden.

Gute Quellen für pflanzliches Eiweiß

Beinahe jeder denkt an Tierprodukte wie Fleisch, Fisch oder Eier, wenn es um eiweißreiche, also proteinreiche Lebensmittel geht. Doch tatsächlich kommt der Körper auch mit vegetarischen Zutaten zurecht. Denn er benötigt nicht das Eiweiß selbst, sondern nur dessen Bausteine, die Aminosäuren. Und die kommen in einer Vielzahl von Lebensmitteln in wechselnder Mischung vor. Wichtiger als die Menge ist dabei die Qualität. Ideal sind Proteinquellen, aus denen der Körper viel eigenes Eiweiß für Haut, Muskeln und Organe aufbauen kann. Fachleute nennen dies die biologische Wertigkeit und haben den einzelnen Eiweißquellen Kennzahlen zugeordnet. Dabei wurde das Hühnerei als Messlatte benutzt und gleich 100 gesetzt. Noch bessere Werte lassen sich durch die Kombination verschiedener Zutaten erzielen. Das klingt vielleicht kompliziert, wird aber beim Kochen tagtäglich angewendet: Bratkartoffeln mit Spiegeleiern haben zum Beispiel eine biologische Wertigkeit von 136. Sie liegt also höher als das Ei (100) und die Kartoffeln (99) allein. Fast ebenso gut ist die Kombination von Kartoffeln mit Milchprodukten, Fleisch oder Fisch. Bohnen und Erbsen werden als gute Eiweißquelle am besten mit Getreide gegessen. Ebenfalls ideal sind Gerichte aus Kichererbsen mit Soja (zum Beispiel Tofu) und Sesam oder anderen Samenkernen. Der beste Weg, Proteine zu optimieren, ist also vielseitig zu essen und tierische mit pflanzlichen Lebensmitteln zu kombinieren.

Wer abnehmen möchte, wählt natürlich gern kalorienarme Proteinlieferanten. Die nachfolgende Übersicht zeigt, bei welchen pflanzlichen Lebensmitteln man für 100 (Kilo-)Kalorien am meisten Protein auf den Teller bekommt.

Lebensmittel	Eiweiß pro 100 (Kilo-)Kalorien
Tofu	12 Gramm
Sojadrink	11 Gramm
Weizenkeime	9 Gramm
Linsen und Bohnen (Konserve)	8 Gramm
Kürbiskerne	6 Gramm
Kichererbsen (Konserve)	6 Gramm
Erdnüsse	5 Gramm
Sonnenblumenkerne, Mohn und Leinsamen	5 Gramm
Pinienkerne und Mandeln	4 Gramm
Haferflocken	4 Gramm
Kartoffeln	4 Gramm
Zartweizen (Ebly)	3 Gramm

5 | Mix dir die besten Soßen und spare Salz!

Pur und solo schmecken Gedünstetes, Geschmortes und Gekochtes oft langweilig. Erst durch eine cremig-würzige Soße kommt Pep auf den Teller. Wer bisher im Supermarkt oft zu bequemen Fertigsoßen und stärkereichen Soßenbindern gegriffen hat, steigt jetzt besser auf blutdruckfreundliche Varianten um. Denn salzarme Soßen und cremige Suppen können zu weit über der Hälfte aus Gemüse bestehen, ohne dass man das beim Probieren herausschmeckt. Bekommen Cremes, Dressings und Dips ihre Bindung vom fein zerkleinerten Gemüse, schmecken sie so rund, intensiv und fein, dass weder Grünzeughasser noch Traditionalisten die ungewohnt gesunde Basis bemerken. Ein weiterer Vorteil: Schnell und frisch mit dem Mixer aufgeschäumte Suppen und Soßen sind nicht nur besser für den Blutdruck, sondern auch fürs Portemonnaie.

Für alle, die es genauer wissen möchten

Bioaktiv: Gemüse bindet Soßen besser

Gemüse als Soßenbinder, wie das geht? Unkompliziert! Einfach klein geschnittenes Suppengrün, Zwiebeln, Rüben, Paprikaschoten oder anderes Gemüse, was auch immer gerade passt, beim Braten, Kochen oder Schmoren in Fond oder Brühe mit garen. Am Schluss die Garflüssigkeit mitsamt Gemüse im Mixer oder mit dem Pürierstab fein zerkleinern und cremig aufschäumen. So entsteht eine leckere feinporige Soße. Wer mag, kann am Schluss ganz scheinheilig noch einen winzigen Schuss Sahne oder ein Teelöffelchen Crème fraîche hineinrühren, dann essen alle davon, als wäre es die pure Sünde.

Soßen ohne Mehl und Bindemittel

Dunkle Bratensoßen bekommen Aroma und Stand, wenn man beim Fleisch reichlich Suppengrün mitschmort und die Flüssigkeit plus gekochtem Gemüse später, wenn das Fleisch gar ist, mit dem Bratenfond aufmixt. Eine verblüffend gute Soße zu gebratenem Fisch entsteht, wenn man Zucchini-, Fenchel- oder Selleriepüree in die ausgetretene Garflüssigkeit rührt. Die dezente Süße von Möhren, Süßkartoffeln und Kürbis gibt Salatdressings Aroma und feine Bindung. Kohlrabi, weiße Rüben und Steckrüben verleihen Geflügelsoßen Substanz. Für helle Soßen und Salatdressings eignen sich Kohlrabi, Fenchel, weiße Rüben und geschälte Zucchini. Sie ergeben, in etwas Fond oder Brühe gegart, ein weißes Püree.

Soßenbinder aus dem Garten

Als Allzweckhelfer ist helles Zucchinipüree ideal, denn es besitzt wenig Eigengeschmack. Deshalb lässt es sich vielseitig verwenden und passt zu fast jeder Suppe und Soße. Grund genug, im Sommer, wenn sich in den Gärten und auf den Märkten die Zucchiniernte zur Schwemme auswächst, einen größeren Vorrat anzulegen. Gut geeignet sind vor allem die großen, ausgewachsenen Früchte. Einfach schälen und im geschlossenen Topf gar dünsten. Je weniger Wasser man dabei verwendet, desto besser. Dann nur noch pürieren und verpacken.

Praktischer Vorrat

Im Kühlschrank welken noch eine Porreestange, eine Zucchini, ein Rest Sellerie oder Blumenkohl vor sich hin? Das ist die Gelegenheit, einen Vorrat zum Binden für die nächsten Suppen und Soßen daraus zu machen. Einfach das geputzte Gemüse inklusive Strunk in sehr wenig Wasser weich dünsten und fein pürieren. 1 Esslöffel Gemüsepüree reicht zum Binden von etwa 3 Esslöffeln Soße aus Kochflüssigkeit oder Bratenfond. Für Cremesuppen etwas weniger nehmen.

Frisch gemacht und gleich verpackt halten sich Gemüsepürees im Kühlschrank 2 oder 3 Tage. Wer sie länger aufheben will, sich also einen Vorrat von 1 bis 2 Wochen anlegen möchte, kocht das Gemüse nach dem Pürieren noch einmal auf und füllt es kochend heiß in Tiefkühlbeutel oder Schraubgläser. Fest verschließen und abgekühlt in den Kühlschrank stellen (siehe auch »Kochen und Kühlen«, Seite 158). So bleiben die gesunden Soßenbinder einige Wochen frisch und sind immer gleich parat. Für den Langzeitvorrat die Pürees in Tiefkühlbeutel füllen, flach drücken und einfrieren. Bei Bedarf Stücke davon abbrechen und noch gefroren in Fond oder Brühe auftauen.

Beim Soßenbinden mit Gemüse lohnt sich das Experimentieren! Zum Pürieren eignen sich Kohlrabi, Süßkartoffeln, Möhren, weiße Rüben, Steckrüben, Zucchini, Blumenkohl, Fenchel, Pastinaken, Knollensellerie und Zwiebeln.

Welches Salz ist gesünder?

Vorweggesagt: Salzsorten, die einem salzempfindlichen Hochdruckkranken den ungehemmten Griff zum Salzstreuer erlauben, gibt es nicht. Nach dem Gesetz besteht Speisesalz aus Natriumchlorid, es darf aber bis zu 3 Prozent sogenannte Verunreinigungen durch andere Salze wie unter anderem Magnesiumchlorid und Sulfate enthalten. Und damit es auch bei feuchtem Wetter schön aus dem Streuer rieselt, setzt der Anbieter Rieselhilfen wie Kaliumferrocyanid (E 536), Calciumcarbonat (Kalk), Magnesiumcarbonat oder Silikate zu.

Teure Gourmetsalze werden oft als naturbelassen und besser, weil unraffiniert gepriesen. Wenn Experten solche viel beworbenen Sorten im Labor genau betrachten, entdecken sie kaum Vorzüge. Alle Sorten bestehen bis zu 99 Prozent aus purem Kochsalz. Die Unterschiede liegen allein in Beimischungen von winzigen Mengen verschiedener Mineralien, die aber dem Körper im Allgemeinen nicht viel nutzen. Nach Angaben der Deutschen Gesellschaft für Ernährung (DGE) sind sie in zu geringen Mengen enthalten, als dass man davon irgendwie profitieren könnte. Zusätze von Jod und Fluorid halten Ernährungsexperten dagegen für sinnvoll.

Kochsalzersatzmittel

Bei diesen Produkten wird das Natrium zu einem mehr oder minder großen Anteil durch andere Mineralstoffe wie etwa Kalium, Magnesium oder Calcium ersetzt. Die meisten Ersatzsalze enthalten Kaliumchlorid, das einen bittermetallischen Beigeschmack hat, der die meisten stört. Wichtig: Ersatzmittel für Kochsalz sind für Menschen mit Nierenerkrankungen und Störungen des Kaliumhaushalts möglicherweise gefährlich. Also nur verwenden, wenn der Arzt ausdrücklich dazu rät. Günstiger als solche Diätsalze ist fast immer eine Ernährungsweise mit viel Gemüse und Obst.

Trinken im Büro? Unbedingt!

Das beste Mittel gegen Leistungstiefs und Magenknurren ist – Wasser. Es darf ruhig aus der Leitung kommen, Trinkwasser gilt als das am besten überwachte Lebensmittel Deutschlands! Natürlich geht auch Mineralwasser aus der Flasche, wenn es einem besser schmeckt. In jedem Fall ist das klare Nass gut für Nieren und Blutdruck. Saft tut das auch. Für eine blutdruckfreundliche Lebensweise verdünnt man ihn jedoch besser mit reichlich Wasser, um den Zucker-Input möglichst klein zu halten.

Kaffee? Vielen scheint er unverzichtbar, aber im Übermaß getrunken macht er unkonzentriert und nervös. Lieber Tee? Er gilt als ein kleines bisschen gesünder und ist für Gestresste etwas besser geeignet, weil sein Koffein langsamer wirkt. Kräuterteemischungen liegen voll im Trend, auch Gewürztees regen auf leichte Weise an und beleben ohne Koffein.

Hitliste der Salzigen

Es lohnt sich einmal anzuschauen, wie viel Salz in 100 Gramm oder 100 Milliliter der nachfolgenden alltäglichen Produkte enthalten ist. Die Werte variieren allerdings je nach Hersteller.

Der Salzkater

Nach einer extra-salzigen Mahlzeit vom Schnellimbiss oder nach dem Verzehr sehr salziger Fertigprodukte fühlt sich mancher Salzempfindliche vielleicht etwas unwohl. Die Soforthilfe: Wasser! Wir brauchen Flüssigkeit, um überschüssiges Kochsalz auszuscheiden. Dabei geht leider auch das wichtige Kalium, der Gegenspieler von Kochsalz, verloren. Deshalb an solchen Tagen besonders viel Gemüse und Obst essen. Das füllt die Kaliumvorräte wieder auf. Von alkoholischen Getränken bleibt man übrigens besser weg, denn sie dehydrieren, schwemmen also die im Körper gespeicherte Flüssigkeit aus. Das kann den Salzkater noch verschlimmern.

Salzmengen im Griff

- 1 Prise = 0,04 Gramm
- 1 Messerspitze = 0,25 Gramm
- ½ Teelöffel = 3 Gramm
- 1 gestrichener Teelöffel = 5 Gramm
- 1 leicht gehäufter Teelöffel = 7 Gramm
- ½ Esslöffel = 9 Gramm
- 1 gestrichener Esslöffel = 15 Gramm

Salzstangen

Sie enthalten mit 4,3 bis 6,8 Gramm Salz eine erhebliche Menge, die Salzempfindliche mit hohem Blutdruck leicht einsparen können.

Matjeshering

6,6 bis 10,7 Gramm Salz. Ein Matjesfilet, das etwa 75 Gramm wiegt, liefert 5 bis 8 Gramm Salz. Frische grüne Heringe sind für Salzempfindliche die bessere Wahl.

Gepökeltes Schweinefleisch wie etwa Eisbein oder Kasseler

6,3 Gramm Salz. Eine zierliche 150-g-Fleischportion bringt es auf fast 10 Gramm Salz.

Oliven

5,3 bis 7,9 Gramm Salz. Die rohen Früchte werden bei der Herstellung zum Entbittern in Salzlake eingelegt und schwimmen meist in salziger Flüssigkeit.

Garnelen und Shrimps aus dem Kühlregal

4,8 Gramm Salz. Suppen mit einer Einlage aus Krabben sind deshalb oft doppelt salzig.

Roher Schinken, Kochschinken, Speck und Bacon

4,6 bis 5,6 Gramm Salz. Bei verpackten Produkten ist der Salzgehalt bei den Nährwertangaben vermerkt. Ein genaueres Studium lohnt sich also.

Blauschimmelkäse

3,6 Gramm Salz. Eine Portion von knapp 30 Gramm liefert etwa 1 Gramm Salz.

Fertig gebratene Hähnchenbrust

Die verpackten Stücke aus dem Kühlregal enthalten 2 Gramm Salz. Eine kleine Portion von 150 Gramm Geflügelfleisch liefert die Hälfte des Tagesbedarfs.

Weichkäse wie Camembert und Brie

1,8 bis 2,8 Gramm Salz. Magere Sorten enthalten oft mehr Salz als fette Sorten.

Brühwürste wie etwa Fleischwurst, Jagdwurst, Mortadella

1,5 bis 2,3 Gramm Salz. Geflügel- und Bio-Würste sind selten salzärmer als andere Sorten.

Sojasoße

14,5 Gramm Salz pro 100 Milliliter. 1 Esslöffel (circa 15 Milliliter) liefert 2,1 Gramm Salz. Asiatische Fischsoßen sind ähnlich salzig. Salzarme Spezialsorten enthalten 8 bis 10 Gramm Salz.

Instant-Fleisch- und Gemüsebrühen

100 Milliliter der mit Wasser zubereiteten Flüssigkeit enthalten 0,5 bis 1,3 Gramm Salz, eine Portion von 250 Millilitern liefert je nach Anbieter 1,2 bis 3,2 Gramm Salz.

Scharf spart Salz

Wer abwechslungsreich würzt, um sein Essen geschmacklich zu verfeinern, erzielt damit beinahe immer auch einen medizinischen und

Das Pulver trocken halten

Kleine Pfefferschoten sind schärfer als große, rote sind schärfer als grüne und gelbe. Aber es gibt so viele Ausnahmen, dass nur vorsichtiges Dosieren hilft. Milder gerät die Schärfe, wenn entkernte Schoten für eine Weile in lauwarmes Wasser kommen. Das gilt auch für getrockneten Chili. Man schneidet den Stiel mit einer Schere ab, schüttelt die Kerne heraus und lässt die Schoten im Wasser quellen. Sie schmecken dann fruchtig und fast wie frisch. Lichtgeschützt an einer kühlen Stelle der Küche aufgehoben, bleiben getrocknete oder pulverisierte Chilischoten monate- oder sogar jahrelang frisch. Wärme und Sonnenstrahlen setzen ihnen dagegen schnell zu. Am besten nach dem Kauf mit einem Datum versehen.

gesundheitsfördernden Effekt. Mit ihren vielfältigen Inhaltsstoffen – zum Beispiel ätherische Öle, Bitterstoffe, Flavonoide, Gerbstoffe oder Harze – sind Gewürze echte Multitalente. Substanzen aus dem Ingwer verbessern beispielsweise die Fließeigenschaften des Blutes. Die günstigen Wirkungen von Scharfstoffen wie Capsaicin sind in vielen experimentellen Studien dokumentiert. Und durch den klugen Einsatz von Gewürzen lassen sich erhebliche Mengen Salz einsparen. Vor allem durch Chili. Denn der scharfe Inhaltsstoff Capsaicin macht die Zunge keineswegs taub, sondern besonders sensibel, in fein abgestimmter Dosis regt er das Geschmacksempfinden an. Mit Chili gewürzte Gerichte können deshalb die individuelle Vorliebe für den Geschmack von Salz vermindern und helfen, den allzu großzügigen Gebrauch der weißen Kristalle auszubremsen.

Chili-scharfe Gewürze brennen nicht nur im Mund, sie erwärmen den Körper tatsächlich (Thermogenese). Nach einem scharfen Essen können einem also durchaus Schweißperlen auf die Stirn treten. Dabei weiten sich die Blutgefäße, das Blut kann leichter fließen und der Druck in den Adern lässt nach. Wer es beim Kochen und Essen gern etwas schärfer mag, sollte also zu frischen oder getrockneten Chilischoten, Chiliflocken, scharfen Currysorten, Tabasco-Soße, Cayennepfeffer und Co. greifen! Auch Paprika enthält Capsaicin, das die Durchblutung fördert. Im Paprikapulver sind – je nach Sorte – 5 bis 250 Milligramm enthalten.

Kein Salz in der Zutatenliste der Rezepte!

Nein, es handelt sich weder um Druckfehler noch um Nachlässigkeit, wenn in der Zutatenliste der Rezepte in diesem Buch die Angabe »Salz« fehlt. Mit einer Ausnahme (Brot, Seite 183) gelingen alle ohne die Zugabe der weißen Kristalle. Koch-Fans, die beim Selbsttest (Seite 66) einen Hinweis darauf bekommen haben, dass sie auf viel Salz im Essen mit erhöhtem Blutdruck reagieren, können das Allerweltsgewürz also reduzieren oder bei ausgeprägtem Bluthochdruck nach Rücksprache mit dem Arzt auch ganz weglassen. Wer weniger salzempfindlich ist, aber trotzdem mit Salz sparsam würzen möchte, tut es vielleicht erst am Ende des Kochvorgangs. So braucht man weniger von den weißen Kristallen und nutzt sie bewusster. Es kann natürlich sein, dass einem salzreduzierte Gerichte in der Anfangsphase etwas langweilig vorkommen. Doch Studien zeigen: Unser Geschmack ändert sich mit der Zeit und passt sich an. Die meisten Menschen brauchen nur etwa 2 bis 4 Wochen, bis ihnen salzarme Gerichte ganz normal gut und würzig schmecken.

Salz-gesund essen

Einer Studie des Bundesministeriums für Ernährung und Landwirtschaft zufolge nehmen Männer in Deutschland im Schnitt täglich 10 Gramm Salz und Frauen 8,4 Gramm zu sich. So weit die Statistik. Nicht überraschend: Rund 80 Prozent der täglichen Zufuhr stammen aus verarbeiteten Lebensmitteln. Hauptquellen sind Brot und Brötchen mit knapp 30 Prozent der Salzzufuhr, Fleisch- und Wurstwaren mit 15 bis 20 Prozent, Milchprodukte und Käse mit rund 10 Prozent. Sehr viel Salz steckt auch in gekühlten oder tiefgekühlten Fertiggerichten, in Instantsuppen sowie Tiefkühlpizza und Flammkuchen.

Kalium in Lebensmitteln	
100 Gramm Lebensmittel	**Kaliumgehalt in Milligramm**
Kakaopulver	3660
Sojaschnetzel	2100
Bitterschokolade (70 Prozent Kakaoanteil)	2014
Trockenhefe	2000
Sojamehl	1870
Molkenpulver	1860
Getrocknete Pilze (außer Shiitake)	1800–2100
Hefeflocken	1600
Magermilchpulver	1580
Getrocknete Kräuter und Gewürze	1500–3500
Getrocknete Kidney-Bohnen	1500
Getrocknete weiße Bohnen	1337
Zartbitterschokolade/-kuvertüre	1319
Tomatenmark	1160
Dicke Bohnen	1090
Weizenkeime	1060
Pistazien	1020
Getrocknete Erbsen	992
Kokosraspel	912
Getrocknete Feigen	850
Erdnüsse	841
Getrocknete Linsen	837
Getrocknete Pflaumen	824
Getrocknete Tomaten	810
Getrocknete Kichererbsen	800
Sonnenblumenkerne	784
Rosinen	782
Haselnüsse	750
Leinsamen	739

Kalium in Lebensmitteln	
100 Gramm Lebensmittel	**Kaliumgehalt in Milligramm**
Esskastanien, Maronen	707
Mohn	705
Cashewnüsse	689
Mandeln	676
Getrocknete Datteln	650
Paranüsse	634
Meerrettich	628
Getrockneter Apfel	622
Pinienkerne	600
Kürbiskerne	570
Quinoa	562
Spinat	554
Avocado	550
Pastinaken	523
Roggen, ganzes Korn	510
Rosenkohl	471
Sesam	458
Grünkohl	451
Frische Kräuter	450–800
Rettich	450
Grünkern, ganzes Korn	447
Heilbutt	446
Walnuss	444
Gerste, ganzes Korn	444
Knäckebrot	436
Wels	430
Hirse, ganzes Korn	430
Wildreis	427
Feldsalat	421

Kalium in Lebensmitteln	
100 Gramm Lebensmittel	**Kaliumgehalt in Milligramm**
Gänsefleisch	420
Ingwer	415
Knollensellerie	414
Rote Bete	407
Teltower Rübchen	407
Karpfen	400
Petersilienwurzel	399
Lachs	396
Fenchel	395
Kalbfleisch, mager	395
Zander	391
Forelle	374
Saibling	370
Rucola	369
Banane	367
Rindfleisch, mager	360
Kartoffeln	340
Bleichsellerie	329
Schweinefleisch, mager	300

So viel Salz steckt in unseren Lebensmitteln	
100 Gramm Lebensmittel	**Salzgehalt in Gramm**
Selleriesalz	98
Natron	68
Instant-Brühepulver (Gemüse, Geflügel, Fleisch)	40–60
Gewürzsalze, Würzmischungen	30–55
Flüssigwürze	25
Gewürzmischung für Salatsoße (Fixprodukte)	20
Sojasoße	17
Backpulver	17–45
Matjes	11
Sojasoße (salzreduziert)	9
Seelachs-Schnitzel	9
Schwarze Oliven	8
Senf	7
Misopaste	7
Lachsschinken	7
Getrocknete Tomaten in Öl	7
Anchovis	7
Fischsoße, Austernsoße	6–15
Wasabi-Paste	6
Salzstangen, -brezeln	6
Rollmops	6
Roher Schinken (Parma, Serrano, Schwarzwälder)	6
Oliven-Ciabatta	6
Ketchup	6
Kasseler	6
Kapern	6
Hering in Sahnesoße	6
Worcestersoße	5
Sprotten, Konserve	5

So viel Salz steckt in unseren Lebensmitteln	
100 Gramm Lebensmittel	**Salzgehalt in Gramm**
Lachsschinken	5
Grüne Oliven	5
Gepökeltes Eisbein	5
Durchwachsener Speck	5
Bündnerfleisch	5
Harzer Käse	4
Graved Lachs	4
Chorizo	4
Blauschimmelkäse	4
Hähnchensalami	3–4
Schnittkäse	3
Schmelzkäse	3
Salami	3
Mozzarella	3
Gewürzgurken	3
Geräucherter Schweinebauch	3
Feta	3
Croûtons	3
Cracker	3
Kaviar	2–5
Grillsoßen (zum Beispiel Barbecue-Soße)	2–4
Veganer Aufschnitt	2–3
Mettwurst	2–3
Kartoffelchips	2–3
Bierschinken	2–3
Salzmandeln	2
Parmesankäse	2
Leberwurst	2
Kräuterbutter	2

So viel Salz steckt in unseren Lebensmitteln	
100 Gramm Lebensmittel	**Salzgehalt in Gramm**
Geröstete, gesalzene Erdnüsse	2
Geröstete, gesalzene Cashewkerne	2
Erdnusslocken	2
Suppenpulver, Suppenkonserven	1–4
Soßen, Fertigsoßen	1–3
Salatdressing (Fertigprodukt)	1–3
Pizza (Fertigprodukt)	1–2 (ganze Pizza bis zu 7 Gramm Salz)
Grissini	0–3

Rezepte

Gute Ideen für einen optimalen Blutdruck

Koch mal wieder, back dir Brot!

Unbeschwert genießen, satt werden und dabei langsam aber sicher fitter werden – das gelingt mit klaren Esspausen und selbst gekochten Gerichten am besten. Bei einer guten Mahlzeit entspannen wir uns und schöpfen genug neue Kraft für die Herausforderungen des Alltags. Die nachfolgenden Gerichte sind blutdruckfreundlich und für alle gleichermaßen geeignet. Sie bieten simple, aber verlockende Anregungen für jeden Tag. Das macht das Kochen zum Vergnügen und schont die Haushaltskasse. Die nächsten Seiten bieten würzige Soßen, Gemüse- und Getreiderezepte, salzarme Salatdressings und ein bequemes, blutdruckfreundliches Brotrezept für alle Tage.

Bestes Brot frisch aus dem Ofen

Die meisten Brothersteller setzen heutzutage auf industrielle Schnellverfahren. So hergestellte Brote geraten zwar locker und optisch attraktiv, bieten aber geschmacklich längst nicht so viel wie die traditionell, mit genügend Zeit handwerklich hergestellten Backwaren früherer Zeiten. Deshalb lohnt es sich nicht nur für Gesundheitsbewusste, sondern auch für Gourmets, das folgende Rezept auszuprobieren. Aus den einfachen Zutaten entsteht ein würziges Brot, das im Vergleich zu Industriebroten und den Produkten vieler Bäckereiketten weniger als die halbe Menge Salz enthält.

Mit links gemacht!

Statt mit salzigem Einheitsgeschmack lockt es mit einer Gewürzmischung, nach der man süchtig werden könnte. Und die ausgedehnte Fermentationszeit im Kühlschrank weckt Brotaromen, die lange in Vergessenheit geraten waren. Man muss dafür übrigens in puncto Backen kein großer Könner sein. Der Ablauf ist so simpel und ausführlich beschrieben, dass nichts schiefgehen kann. Mit etwas Routine läuft das Brotbacken im Alltag sozusagen nebenher, einfach mit links. Und man spart nicht nur überflüssige Salzmengen, sondern auch Geld. Also: Abends anrühren, morgens backen. Lecker!

Duftendes Brot

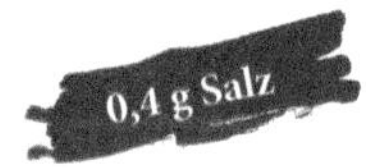

Für 1 Brot (etwa 900 g, 18 Scheiben)

20 g frische Hefe (½ Würfel) • 1 leicht gehäufter TL Salz (etwa 7 g) • ½ TL Zucker • 3 EL Essig • 300 g Dinkelmehl Type 630 oder Weizenmehl Type 405 • 200 g Dinkel- oder Weizenvollkornmehl • ½–1 TL gemahlener Koriander (im Asialaden heißt er Dhania Powder) • 1–2 Löffelspitzen extra scharfes Chilipulver (aus dem Asialaden oder Internet) • ½ TL Fenchelsamen oder der Inhalt von 1 Aufgussbeutel Fencheltee • Öl zum Bestreichen, Backpapier • Grieß, Haferflocken oder Sesamsaat zum Bestreuen

Zerbröckelte Hefe, Salz, Zucker und Essig mit 400 ml kaltem Wasser verrühren, bis sich die Hefe aufgelöst hat. Beide Mehle mit Koriander, Chilipulver und Fenchel in einer Schüssel vermischen. Die Hefeflüssigkeit hinzufügen.

Die Zutaten in der Küchenmaschine oder mit den Knethaken des Handrührers verkneten, bis der Teig eine sehr weiche, elastische Kugel formt. Falls der Teig zu fest gerät, löffelweise etwas mehr Wasser hinzufügen. Falls er zu weich wird, einen Löffel Mehl hinzufügen. In der Regel gerät der Teig jedoch auf Anhieb optimal.

Ein Stück Klarsichtfolie mit Öl bestreichen und den Teig damit abdecken. Die Schüssel über Nacht oder mindestens 8 Stunden in den Kühlschrank oder in der kühlen Jahreszeit nach draußen stellen. Wegen der niedrigen Temperaturen kommt es dabei auf eine Stunde mehr oder weniger nicht an.

Am nächsten Tag ein Blatt Backpapier fest zusammenknüllen, wieder entfalten und eine Kastenform von etwa 22 bis 25 Zentimetern Länge damit auslegen. Den Teig aus dem Kühlschrank nehmen und direkt aus der Schüssel in die Form gleiten lassen. Mit den Händen sanft so in die Form drücken, dass der Teig gleichmäßig verteilt ist. Nicht kneten!

Die Oberfläche großzügig mit Grieß, Haferflocken oder Sesam bestreuen. Den Teig mit einem scharfen Sägemesser der Länge nach bis zum Boden der Form tief einschneiden. Hier bricht das Brot später beim Backen knusprig auf.

Die Form in den kalten Ofen stellen. Diesen auf 220 Grad Celsius (Ober- und Unterhitze) anheizen. Das dauert je nach Backofentyp und Stromzufuhr bis zu 15 Minuten. Sobald die Kontrolllampe erlischt und die Temperatur erreicht ist, auf 180 Grad Celsius herunterschalten. Den Küchenwecker auf 50 Minuten einstellen. Falls das Brot am Ende der

Backzeit oben noch etwas zu hell erscheint, den Grill dazuschalten und das Brot noch kurz bräunen.

Das fertige Brot aus der Form heben und ohne Backpapier im abgeschalteten Backofen 5 Minuten ruhen lassen. Herausnehmen und auf einem Rost auskühlen lassen.

Das frische Brot ist saftig und besitzt eine kräftige, sehr aromatische Kruste. Zum Hineinbeißen! Wer gern dünne, exakte Scheiben isst, schneidet es erst nach ein paar Stunden in Scheiben. Es ist dann geschmacklich optimal, wunderbar durchgezogen und hält sich 2 bis 3 Tage frisch. Für den längeren Vorrat einfrieren, am besten in Scheiben. Diese kann man im Toaster einzeln auftauen.

Pro Scheibe 125 kcal, 4 g Eiweiß, 1 g Fett, 23 g Kohlenhydrate, 0,4 g Salz

Versalzen

Ganz ohne Salz gelingt kein gutes Brot. Doch viele Sorten aus dem Supermarktregal, vom Bäcker oder aus dem Backshop enthalten unnötig viel Salz, weil die Kristalle Flüssigkeit binden, das Brot schwerer machen und ihm durch die Feuchtigkeit den Anschein von Frische verleihen. In einem etwa 500 Gramm schweren Brot stecken im Durchschnitt 8 Gramm Salz, manchmal ist es sogar noch mehr. Doch es ist nicht allein das Gewinnstreben, das Bäcker veranlasst, tief ins Salzfass zu greifen. Mancher Hersteller benutzt Salz auch als Geschmacksverstärker, weil seine Brote sonst langweilig schmecken. Da bilden Bio-Brote übrigens keine Ausnahme. Das Problem für salzsensible, an Hochdruck Erkrankte: Im ungünstigsten Fall erreichen sie mit 4 Scheiben Brot pro Tag bereits mehr als die Hälfte der empfohlenen Tagesmenge von 6 Gramm Salz. Da bleibt fürs Kochen wenig übrig …

Auch Fertigpizzen gehören zu den großen Salzlieferanten. Die nachfolgende, selbst gemachte Variante ist knusprig und würzig, aber salzarm – und mit einem Salat dazu ein ausgewogenes Essen.

Dinkelpizza al tonno

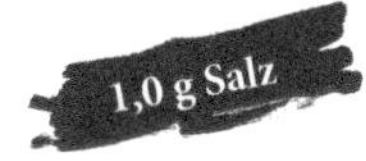

1 Blech (4 Portionen)
Teig: 350 g Dinkelmehl Type 1050 • 1 Löffelspitze Chili • ½ TL getrockneter Thymian • 3 EL Öl • ¼ Würfel frische Hefe (10 g)
Belag: 1 Zwiebel • 1 Paprikaschote • 1 Knoblauchzehe • 1 EL Tomatenmark • ½ kleine Dose Tomatenstücke (200 g) • Salz, Pfeffer • 1 Dose Thunfisch im eigenen Saft (Abtropfgewicht 130 g)
150 g geriebener Käse (45 % Fettgehalt) • Mehl zum Ausrollen
1 Kästchen Kresse

Mehl mit Chili, Thymian und Öl in eine Schüssel geben. Hefe in 220 Milliliter kaltem Wasser auflösen, zum Mehl geben und alles verkneten, bis der Teig sich vom Schüsselboden löst und eine Kugel formt. Ein Stück Klarsichtfolie mit Öl bestreichen, den Teig damit bedecken und in den Kühlschrank stellen.

Am nächsten Tag den Backofen mit Umluft auf 220 Grad Celsius vorheizen. Den Teig aus dem Kühlschrank nehmen.

Zwiebel schälen und in dünne Ringe schneiden. Paprikaschote putzen und in Streifen schneiden. Knoblauch schälen, durch die Presse drücken. Mit Tomatenmark und Dosentomaten verrühren, die Soße mit Pfeffer kräftig abschmecken. Thunfisch abgießen und abtropfen lassen.

Den Teig auf ein mit Backpapier belegtes Blech legen. Ausrollen oder mit bemehlten Händen einen blechgroßen, dünnen Teigfladen formen. Mit dem Tomatenmix bestreichen, mit Zwiebel und Paprika belegen. Thunfisch gleichmäßig darauf verteilen, Käse darüber streuen.

Pizza in den vorgeheizten Backofen, schieben und etwa 20 Minuten backen. Mit Kresse bestreuen.

Pro Portion 575 kcal, 28 g Eiweiß, 21 g Fett, 64 g Kohlenhydrate, 1,0 g Salz

Variante: Statt Zwiebeln und Paprika andere Gemüsesorten auf den Teig legen. Maiskörner, blättrig geschnittene Champignons, aufgetauter Tiefkühl-Spinat und Tomatenscheiben eignen sich vortrefflich dafür. Besonders würzig: Den Teig nach dem Backen mit reichlich frischen Kräutern bestreuen.
Achtung! Als Pizzabelag sparsam verwenden, da sie besonders salzig sind: Schinken, Oliven, Kapern, Sardellen und Salami.

Eintöpfe und Suppen

Knackiges Gemüse und eine gute, selbst gemachte Brühe, dazu ein paar neue Ideen und im Nullkommanichts steht ein leichter Sattmacher auf dem Tisch – voll im Trend und frisch gemacht.

Asiasuppe mit Hähnchenbrust

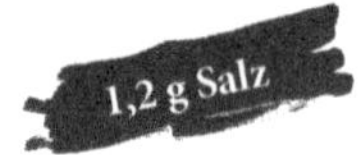

2 Portionen
5 g getrocknete Mu-Err-Pilze (aus dem Asiamarkt; oder getrocknete Champignons) • 1,5 l Gemüse- oder Fleischbrühe (siehe Seite 205/206) • 650 g gemischtes Gemüse der Saison, zum Beispiel Kohlrabi, Möhren, Porree, Sellerie oder grüne Bohnen
250 g Hähnchenbrust • 1 kleines Stück Ingwerwurzel • 1 Prise Chiliflocken • 1 Prise Kurkuma • 1–2 EL Zitronensaft • 2 EL salzarme Sojasoße • etwas Koriandergrün

Pilze 10 Minuten in der kalten Brühe einweichen. Inzwischen das Gemüse putzen und in mundgerechte, nicht zu kleine Stücke schneiden. Hähnchenbrust in schmale Streifen schneiden. Ingwer schälen und in hauchdünne Scheiben schneiden.

Ingwer, Gemüsestücke, Fleisch, Chiliflocken und Kurkuma in die Brühe geben und alles 10 bis 12 Minuten bei milder Hitze garen.

Die fertige Suppe mit Zitronensaft und Sojasoße abschmecken und mit Koriandergrün servieren.

Pro Portion 245 kcal, 36 g Eiweiß, 2 g Fett, 14 g Kohlenhydrate, 1,2 g Salz

Achtung: Mit einem üblichen Instant-Brühepulver zubereitet, würde eine Portion der Suppe über 10 Gramm Salz liefern. In solchen Fällen die Sojasoße weglassen und/oder weniger Suppenpulver nehmen. Verwendet man eine salzarme, gekörnte Gemüsebrühe, enthält sie noch etwa 3,5 Gramm Salz. Nimmt man, wie im Rezept oben, eine selbst gemachte Gemüse- oder Geflügelbrühe ohne Zusatz von Salz, bringt es die Suppe nur noch auf sparsame 1,2 Gramm Salz pro Portion.

Gemüse-Bohnen-Chili

4 Portionen
1 große Dose rote Bohnen • 300 g Zwiebeln • 2 Knoblauchzehen 2–4 Chilischoten • 500 g Suppengrün • 3 EL Rapsöl • 1–2 EL Edelsüß-Paprika • Piment oder Muskat • 300 ml Fleisch- oder Gemüsebrühe (siehe Seite 205/206)

Die Bohnen abtropfen lassen und kurz mit kaltem Wasser abspülen. Zwiebeln und Knoblauch schälen und würfeln. Die Chilischoten halbieren und entkernen. Das Fruchtfleisch in feine Streifen schneiden.

Suppengrün putzen und würfeln. Das Öl in einem großen Topf erhitzen. Die Zwiebeln darin portionsweise braun anbraten. Den Knoblauch hinzugeben und bei kleiner Hitze glasig dünsten.

Die Bohnen hinzufügen. Mit Paprika, einer kräftigen Prise Piment oder Muskat würzen. Suppengrün und fein geschnittene Chilischoten untermischen. Die Fleischbrühe zugießen und das Chili bei schwacher Hitze 15 bis 20 Minuten im geschlossenen Topf schmoren.

Pro Portion 280 kcal, 14 g Eiweiß, 9 g Fett, 27 g Kohlenhydrate, 0,9 g Salz

Wirsing-Eintopf mit roten Bohnen

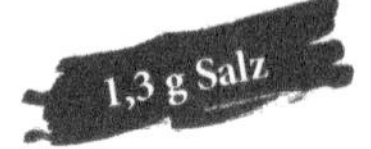

3 Portionen

500 g Wirsing • 2 Möhren • 1 Stange Porree • 1 Zwiebel
1–2 Knoblauchzehen • 3 EL Olivenöl • 1 kleine Dose Tomatenstücke (400 g) • 1 l Fleischbrühe (siehe Seiten 206/207) • 2 Lorbeerblätter • 1 TL getrockneter Thymian • 1 kleine Dose rote Bohnen (Kidneybohnen, Abtropfgewicht 250 g) • 1 Bund Schnittlauch • 2 TL Schwarzkümmel

Wirsing waschen, putzen und in 3 Zentimeter breite Streifen schneiden. Möhren schälen und in Scheiben schneiden. Porree putzen, waschen und in feine Ringe schneiden. Zwiebel und Knoblauch abziehen und hacken. Das Öl in einem großen Topf erhitzen. Alles hineingeben und unter Rühren kurz andünsten.

Die Tomaten mit dem Saft, die Brühe sowie Lorbeer und Thymian hinzufügen. Einen Deckel auflegen und bei mittlerer Hitze etwa 20 bis 25 Minuten garen. Bohnen in einem Sieb abgießen, kalt abspülen, zur Gemüsesuppe geben und kurz aufkochen.

Schnittlauch waschen und in Röllchen schneiden. Jede Portion Eintopf mit Schnittlauch und Schwarzkümmel bestreuen.

Pro Portion 312 kcal, 14 g Eiweiß, 13 g Fett, 25 g Kohlenhydrate, 1,3 g Salz

Tipp: Bohnen gibt es in vielen Größen, Farben und Formen. Auch in Dosen kann man sie in guter Qualität kaufen, allerdings bringen sie dann mehr Salz auf den Teller als getrocknete Rohware. Dosenbohnen deshalb vor Gebrauch in einem Sieb abgießen und kurz mit kaltem Wasser abspülen. Beim Zubereiten vielseitig würzen, denn Bohnen nehmen die Aromen der Gewürze gut auf und werden so leichter verdaulich.

Steckrübeneintopf mit Ingwer und Minze

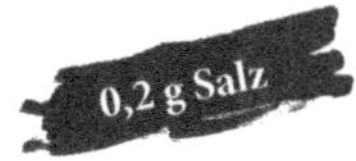

4 Portionen
1 Steckrübe (circa 1,7 kg) • 1 kg Kartoffeln (vorwiegend festkochende Sorte) • 500 g Zwiebeln • 1 rote Paprikaschote • 1 l Gemüse- oder Fleischbrühe (siehe Seite 205/206) • ¼ TL Kurkuma
1 Stück frische Ingwerwurzel • 1–2 Knoblauchzehen • 1 rote Chilischote • 1 EL Öl • 2 Becher Joghurt griechische Art (300 g; 10 % Fett) • Eine Handvoll frische Minzeblätter (ersatzweise Schnittlauch oder Petersilie)

Die Steckrübe zuerst mit einem großen Messer in fingerdicke Scheiben schneiden, denn diese lassen sich leichter schälen. Das Fruchtfleisch in gleichgroße Würfel schneiden.

Kartoffeln und Zwiebeln schälen. Kartoffeln in Scheiben und Zwiebeln in Viertel schneiden. Paprikaschote vierteln, entkernen und in Streifen schneiden.

Brühe mit Kurkuma erhitzen, Steckrübe, Zwiebeln und Kartoffeln hinzufügen. Aufkochen und 30 Minuten bei milder Hitze garen. Nach 20 Minuten die Paprikastreifen hinzufügen.

Ingwerwurzel und Knoblauch schälen und fein hacken. Die Chilischote der Länge nach aufschlitzen, die Kerne entfernen und das Fruchtfleisch in feine Streifen schneiden. Ingwer, Knoblauch und Chili in heißem Öl kurz andünsten und zum Eintopf geben.

Minze fein schneiden. Auf jede Portion Eintopf einen dicken Klecks Joghurt und etwas frische Minze geben.

Pro Portion 440 kcal, 12 g Eiweiß, 11 g Fett, 62 g Kohlenhydrate, 0,2 g Salz

Erbsensuppe klassisch

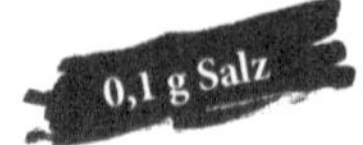

4 Portionen

200 g getrocknete Erbsen, ungeschält • 500 g Bauchfleisch
250 g Zwiebeln • 500 g Suppengrün • 2 EL Rapsöl • 2 l Knochen- oder Gemüsebrühe (selbst gekocht, Seite 205/206) • 600 g Kartoffeln • Pfeffer

Erbsen am Vorabend in einem Liter kalten Wasser einweichen. Am nächsten Tag Zwiebel schälen und Suppengrün putzen. Beides würfeln. Öl in einem Topf erhitzen, das Gemüse darin unter Rühren kurz anbraten.

Die abgetropften Erbsen dazugeben und das Bauchfleisch hinzufügen. Brühe zugießen und die Suppe (ohne Salz!) etwa 90 Minuten bei milder Hitze im geschlossenen Topf leise köcheln lassen.

Inzwischen die Kartoffeln schälen, würfeln und in die Suppe geben. Etwa 20 Minuten mitkochen. Das fertig gegarte Bauchfleisch herausnehmen. Fett, Schwarte und Knochen entfernen, das Fleisch klein schneiden.

Sind die Erbsen gar, die Hälfte der Suppe im Mixer oder mit dem Schneidstab pürieren. Zurück in den Topf geben, das zerkleinerte magere Bauchfleisch hinzufügen und alles einmal aufkochen. Die Suppe mit Pfeffer abschmecken.

Pro Portion 532 kcal, 30 g Eiweiß, 24 g Fett, 42 g Kohlenhydrate, 0,1 g Salz

Tipp: Gleich eine doppelte Portion Erbsensuppe kochen und portionsweise einfrieren. So ist immer eine schnelle, vollwertige Mahlzeit parat.

Mediterraner Linseneintopf

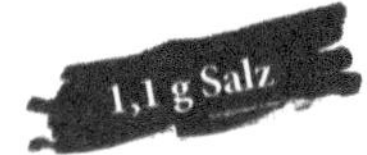

4 Portionen
300 g Linsen (Sorte nach Wahl, zum Beispiel Teller-, Beluga- oder Berglinsen) • 250 g Staudensellerie • 2 Zwiebeln • 1–2 Knoblauchzehen • 1 kleine Chilischote • 2 EL Olivenöl • 1 große Dose Tomaten (800 g) • 250 ml Fleisch- oder Knochenbrühe (siehe Seite 205/206) • 1 TL getrockneter Thymian • 1–2 Lorbeerblätter (vorzugsweise frische) • 1 Bund Petersilie

Linsen 2 Stunden in kaltem Wasser einweichen. In einem Sieb abgießen. In reichlich Wasser (ohne Salz!) knapp gar kochen, das dauert je nach Sorte 15 bis 20 Minuten. In einem Sieb abtropfen lassen.

Die Selleriestangen putzen und in etwa 2 Zentimeter dicke Scheiben schneiden. Zwiebeln und Knoblauch schälen und würfeln. Die Chilischote der Länge nach aufschneiden, die Kerne entfernen und die Schote fein hacken.

Das Öl in einem Topf erhitzen. Gewürfelte Zwiebeln, Knoblauch, Chili und Sellerie 5 Minuten bei kleiner Hitze dünsten. Linsen, Tomaten mit der Flüssigkeit, Brühe, Thymian und Lorbeer hinzufügen. 10 bis 15 Minuten bei kleiner Hitze ziehen lassen. Petersilie waschen, trocknen und hacken. Zum Anrichten auf die Suppe streuen.

Pro Portion 324 kcal, 19 g Eiweiß, 7 g Fett, 37 g Kohlenhydrate, 1,1 g Salz

Tipps: Zur Abwechslung mit einem guten Essig wie etwa Aceto balsamico oder Sherryessig abschmecken.
Hülsenfrüchte garen besser ohne Salz. Auch wer nicht oder nur wenig salzempfindlich ist, gibt das Salz also besser erst am Schluss zu.

Dicke Bohnen mit Frischkäse

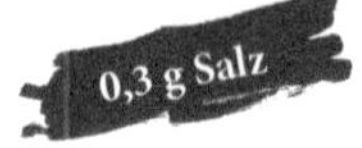

2 Portionen
300 g dicke Bohnen (frisch ausgepalt oder tiefgekühlt) • 1 Bund Lauchzwiebeln • 1 Knoblauchzehe • 1 EL Öl • 125 ml Fleisch- oder Gemüsebrühe (siehe Seite 205/206) • 2 EL trockener Sherry (oder Weißwein) • 50 g Kräuterfrischkäse (45 % Fett)

Bohnenkerne aus den Schoten lösen und waschen. Lauchzwiebeln putzen, waschen und in ein Zentimeter lange Stücke schneiden. Knoblauch abziehen und zerdrücken.

Das Öl in einem Topf erhitzen. Zuerst Zwiebeln und Knoblauch darin unter Wenden glasig dünsten. Bohnen zufügen und kurz mit andünsten.

Brühe und Sherry zugießen. Im geschlossenen Topf etwa 15 Minuten garen. Deckel abnehmen und die Flüssigkeit bei großer Hitze bis auf einen kleinen Rest verkochen lassen. Den Frischkäse zufügen und bei kleiner Hitze unter Rühren schmelzen lassen.

Pro Portion 272 Kalorien, 14 g Eiweiß, 9 g Fett, 26 g Kohlenhydrate, 0,3 g Salz

Sprossen-Omelett

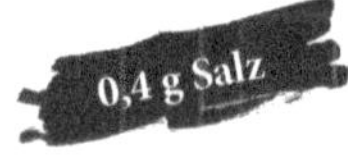

1 Portion
1 Lauchzwiebel • 10 g Butter oder Margarine • 150 g Mungbohnensprossen (»Sojasprossen«) • 50 g Kirschtomaten • 2 Eier
2 EL Milch (oder Gemüsebrühe) • ½ EL gehackte Petersilie

Zwiebel putzen und fein schneiden. In heißem Fett in einer großen Pfanne glasig dünsten. Sprossen und geviertelte Tomaten zufügen. In der geschlossenen Pfanne 3 bis 5 Minuten garen.

Eier mit Milch oder Brühe verquirlen und auf dem Gemüse verteilen. Kurz anbraten, den Deckel auflegen und bei mittlerer Hitze garen, bis das Ei an der Oberfläche leicht gestockt ist. Das Omelett auf einen Teller gleiten lassen und mit Petersilie bestreut anrichten.

Pro Portion 310 Kalorien, 20 g Eiweiß, 20 g Fett, 8 g Kohlenhydrate, 0,4 g Salz

Dazu schmeckt geröstetes Roggenbrot.

Gebratener Tofu mit Kokos

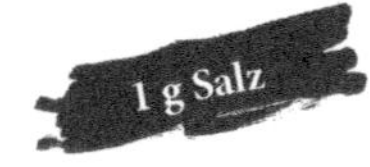

2 Portionen
200 g Tofu (schnittfeste Sorte) • 2 EL salzarme Sojasoße
1 Eiweiß • 2 EL Rapsöl • 1 EL Kokosraspel • Pfeffer

Tofu in einen Zentimeter dicke Scheiben schneiden, mit Küchenpapier etwas auspressen und gut trockentupfen. Gleichmäßig mit Sojasauce beträufeln.

Das Eiweiß mit einer Gabel schlagen, bis es leicht schaumig ist. Die Tofustücke erst in Eiweiß, dann in Kokosraspel wenden. Gut festdrücken.

In einer beschichteten Pfanne das Öl erhitzen. Die Tofuscheiben darin von beiden Seiten kräftig anbraten. Von der Kochstelle ziehen und mit grobem Pfeffer bestreuen. Sofort servieren.

Pro Portion 257 Kalorien, 18 g Eiweiß, 18 g Fett, 4 g Kohlenhydrate, 1 g Salz

Dazu schmeckt frischer Salat.

Steinpilz-Grünkern mit Joghurtsoße

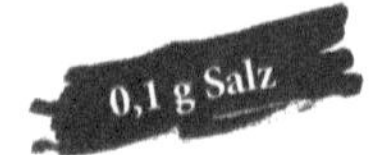

3 Portionen

100 g Grünkernschrot • 1 Prise Kurkuma • 10 g getrocknete Steinpilze (oder andere Trockenpilze) • 450 ml kalte Gemüse- oder Fleischbrühe (siehe Seite 205/206) • 1–2 Knoblauchzehen
2 Lauchzwiebeln • 150 g Joghurt • Chilipulver • Zitronensaft
1 Prise Zucker

Grünkernschrot mit Kurkuma und den Pilzen in die kalte Brühe geben und langsam zum Kochen bringen. Bei milder Hitze im geschlossenen Topf 20 Minuten garen.

Für die Soße den Knoblauch schälen, die Lauchzwiebeln putzen und in feine Scheiben schneiden. Zerdrückten Knoblauch und die Zwiebeln mit Joghurt verrühren. Mit Chili, Zitronensaft und Zucker würzen. Den Grünkern mit der Joghurtsoße servieren.

Pro Portion 172 kcal, 7 g Eiweiß, 3 g Fett, 25 g Kohlenhydrate, 0,1 g Salz

Schmeckt zu gedünstetem Fisch und Geflügel oder als vegetarisches Gericht gut mit gebratenem Tofu.

Feines Getreide

Dinkel und Grünkern sind Varianten des Weizens und bieten ähnliche Vorzüge: viele Ballaststoffe, wertvolles Eiweiß und reichlich Vitamine. Erntet der Bauer die alte Weizensorte Dinkel frühzeitig vor der eigentlichen Reife, sind die Körner noch grün und saftig, gerade richtig für Grünkern. Schonend getrocknet, bleibt die Farbe erhalten, und das Korn entwickelt sein würziges Aroma. Unbedingt einmal ausprobieren. Grünkern gibt es in Naturkostläden und im Reformhaus.

Hauptgerichte mit Fleisch

Statt auf Schwein, Rind oder Schaf öfter einmal auf Geflügel setzen. Gute Fettqualität und hochwertiges Eiweiß machen diese Fleischsorten blutdruckfreundlich.

Entenbrustfilet mit Kokoswirsing

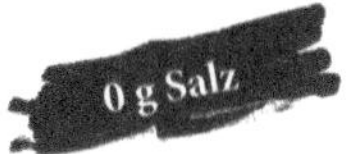

2 Portionen
600 g Wirsing • 1 Entenbrustfilet (circa 350 g) • Pfeffer
1 gehäufter EL Kokosmus (Kokoscreme) • 1 EL Kokosraspel

Die Entenbrust kalt abspülen und gut abtrocknen. Den Wirsing putzen, waschen und in grobe Streifen oder Rauten schneiden. Das Gemüse in kochendes Salzwasser geben, 3 Minuten kochen, auf ein Sieb geben, kurz kalt abspülen und abtropfen lassen.

Eine Pfanne mit schwerem Boden erhitzen und die Entenbrust mit der Hautseite nach unten hineinlegen. Bei mittlerer Hitze 5 Minuten braten. Das Fleisch einmal umdrehen und weitere 3 Minuten braten.

Die Entenbrust mit Pfeffer würzen, in eine flache ofenfeste Form legen und im vorgeheizten Backofen bei 200 Grad Celsius etwa 15 Minuten garen.

Kokoscreme im Topf kurz erwärmen, den Wirsing hinzufügen und durchmischen. Mit Pfeffer würzen und im geschlossenen Topf wieder erhitzen.

Entenbrust in Alufolie wickeln und danach 5 Minuten ruhen lassen. Zum Servieren die fette Haut entfernen. Das magere Fleisch schräg in dünne Scheiben schneiden.

Die Kokosraspel in einer trockenen Pfanne rösten, bis sie leicht gebräunt sind und zu duften beginnen. Das Fleisch auf zwei Tellern mit dem Wirsing anrichten. Mit Kokosraspel bestreut servieren.

Pro Portion 313 kcal, 33 g Eiweiß, 14 g Fett, 7 g Kohlenhydrate, 0 g Salz

Festtagsbraten von der Pute

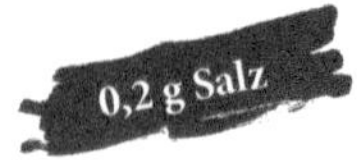

8 Portionen
1 Putenschenkel mit Haut und Knochen (circa 2,3 kg) • Pfeffer
250 g Suppengrün • 2 Aufgussbeutel Fenchel-Anis-Kümmel-Tee
2 EL Rapsöl • 200 ml Gemüse- oder Fleischbrühe (siehe Seite 205/206) • 3 EL trockener Wermut • Zitronensaft

Den Schenkel pfeffern und in einen großen, ovalen Bräter legen. Das Suppengrün putzen und klein schneiden. Die Teebeutel mit 300 Millilitern kochendem Wasser übergießen und 5 bis 8 Minuten ziehen lassen.

In einer Pfanne das Öl erhitzen, geputztes Suppengrün darin kurz anbraten und zum Putenschenkel geben. Den Tee dazugießen, den Deckel auflegen, den Topf in den Backofen schieben und etwa 3 Stunden bei 150 bis 160 Grad Celsius garen.

Zwischendurch in den Topf schauen, ob noch genügend Flüssigkeit vorhanden ist. Je nachdem, wie dicht der Deckel schließt, kann das ganz unterschiedlich sein. Dann Brühe und – falls nötig – Wasser zugießen. Das gegarte Fleisch aus dem Topf nehmen, von Haut und Knochen befreien und in Portionen schneiden. Warmstellen.

Für die Soße den Bratenfond mitsamt dem Gemüse im Mixer oder mit dem Stabmixer pürieren und schaumig aufmixen. Mit Wermut, Zitronensaft und Pfeffer abschmecken.

Pro Portion 250 kcal, 38 g Eiweiß, 9 g Fett, 1 g Kohlenhydrate, 0,2 g Salz

Fisch

Makrelen sind eine Top-Quelle für die sonst oft knappen Omega-3-Fettsäuren. Am besten schmecken die herzhaften Fische, wenn sie kräftig und abwechslungsreich gewürzt werden.

Gebratene Makrelen mit Korianderzwiebeln

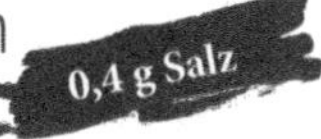

2 Portionen

300 g rote Zwiebeln • 1 großer Apfel • 1 EL Rosinen • 3 EL Rapsöl
1 TL gemahlener Koriander • 2 küchenfertige Makrelen à 350 g

Zwiebeln schälen und in Spalten schneiden. Apfel waschen, in vier Teile zerlegen und das Kerngehäuse herausschneiden. Das Fruchtfleisch würfeln.

Einen Esslöffel Öl in einem Topf erhitzen. Die Zwiebeln darin hell andünsten. Mit Koriander bestäuben, einen Esslöffel Wasser hinzufügen und alles gut verrühren.

Das Gemüse im geschlossenen Topf bei milder Hitze 15 Minuten garen. Apfelstücke und Rosinen hinzufügen und 5 Minuten weiterschmoren.

Die Fische unter fließendem Wasser waschen und abtrocknen. Das restliche Öl in einer großen Pfanne erhitzen. Die Makrelen darin von jeder Seite etwa 5 Minuten braten. Wärmezufuhr abschalten und die Fische einige Minuten ruhen lassen. Mit den Korianderzwiebeln servieren.

Pro Portion 600 kcal, 35 g Eiweiß, 36 g Fett, 29 g Kohlenhydrate, 0,4 g Salz

Makrelen auf Sesamkohl

2 Portionen

2 küchenfertige Makrelen à 375 g • ¼ l Gemüsebrühe (siehe Seite 205) • 2 EL Essig • ½ Wirsingkohl (750 g) • 2 EL Sesamöl • 1 EL Tahini (Sesampaste; Asiamarkt) • Pfeffer • 1 EL gehackte Petersilie oder Minze

Makrelen mit kaltem Wasser abspülen. Die Brühe mit Essig in einem weiten Topf oder einer großen tiefen Pfanne zum Kochen bringen. Die Fische hineingeben und zugedeckt etwa 15 Minuten bei milder Hitze garen. Dabei einmal wenden.

Wirsing putzen und in Streifen schneiden. Sesamöl in einem Topf erhitzen, den Wirsing darin andünsten. Tahini und etwa 3 bis 4 Esslöffel von der Fischflüssigkeit einrühren, mit Pfeffer würzen und alles 5 bis 10 Minuten im geschlossenen Topf schmoren.

Die Makrelen auf das Gemüse legen und mit Petersilie oder Minze bestreut servieren.

Pro Portion 588 kcal, 44 g Eiweiß, 39 g Fett, 10 g Kohlenhydrate, 0,5 g Salz

Ohne Gräten

Gegarte Makrelen und andere Fische lassen sich leicht in Filets zerlegen. Zuerst die Haut an der Rückengräte und am Bauch entlang aufschneiden und abziehen. Mit dem Messer an der Mittellinie des offenliegenden Filets so entlangfahren, dass sich zwei Filethälften ergeben. Erst den oberen dickeren Teil von der Gräte lösen, dann den unteren abheben. Zuletzt die Mittelgräte mitsamt der Schwanzflosse entfernen. Wer blutdruckfreundlich essen möchte, bringt mindestens ein- bis zweimal pro Woche Seefisch auf den Tisch. Paniert schmecken Filets natürlich auch, aber besser für Figur und Blutdruck ist die Kombination von gedünstetem Fisch plus Gemüse.

Fischfilet mit würzigem Rübenpüree

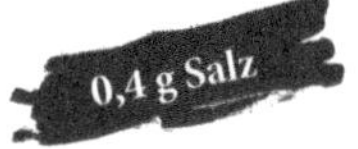

2 Portionen

400 g Steckrüben (oder weiße Rüben) • 350 g Kartoffeln
1–2 Knoblauchzehen • 1 Prise Kurkuma • 2 Zitronen • ½ Bund Petersilie • 100 ml Weißwein (oder Apfelsaft) • 100 ml Gemüsebrühe (siehe Seite 205) • 5 Pfefferkörner • 2 Kabeljau-Filets à circa 200 g (auch gut: Lengfisch, Rotbarsch oder Seelachs) • 1 Lorbeerblatt • 2 EL Olivenöl

Steckrübe in dicke Scheiben schneiden, dann schälen und das Fruchtfleisch würfeln. Kartoffeln schälen und würfeln. Knoblauchzehen abziehen und in Scheiben schneiden. Steckrübe, Kartoffeln und Knoblauch in wenig Wasser mit einer Prise Kurkuma 15 bis 20 Minuten garen.

Eine Zitrone halbieren und auspressen, die andere Zitrone der Länge nach vierteln. Petersilie waschen und die Blätter hacken.

Wein, Brühe, Pfefferkörner und Lorbeerblatt in einem Topf erhitzen. Den Fisch hineinlegen und im geschlossenen Topf 6 bis 8 Minuten bei milder Hitze gar ziehen lassen.

Steckrübe und Kartoffeln abgießen. Mit einem Stampfer zerdrücken. Zitronensaft und Olivenöl unterrühren. Fischfilet aus dem Fond heben und mit dem Püree anrichten. Mit Petersilie bestreuen und mit Zitronenvierteln servieren.

Pro Portion 422 kcal, 40 g Eiweiß, 12 g Fett, 32 g Kohlenhydrate, 0,4 g Salz

Fitness-Brownies

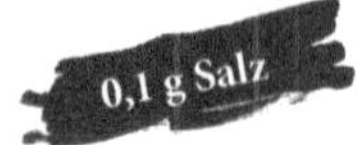

16 Stück

100 g Kidneybohnen (Dose) • 50 ml Milch • 100 g Butter oder Margarine • 4 Eier • 250 g Zucker • 80 g Kakaopulver
125 g Mehl • ½ Tüte Backpulver • 75 g Walnusskerne

Den Ofen auf 175 Grad Celsius vorheizen. Bohnen in einem Sieb unter fließendem Wasser abspülen und abtropfen lassen. Zusammen mit der Milch in einen Messbecher füllen und mit dem Schneidstab fein pürieren.

Butter schmelzen. Bohnenpaste, Butter, Eier, Zucker, Kakaopulver, Mehl, Salz und Backpulver zu einem glatten Teig verrühren. Die Walnusskerne grob hacken und unter den Teig heben.

Den Teig in eine gefettete Form, zum Beispiel eine eckige Springform von 24 mal 24 Zentimetern Größe, füllen und 25 bis 30 Minuten backen.

Den Kuchen aus der Form nehmen, auf einem Kuchengitter abkühlen lassen und in 16 Stücke von etwa 6 mal 6 Zentimetern Größe schneiden. Gut verpackt halten sich die Brownies eine Woche lang saftig und frisch.

Pro Stück 220 kcal, 5 g Eiweiß, 11 g Fett, 23 g Kohlenhydrate, 0,1 g Salz

Zum Glück wieder im Trend

Hülsenfrüchte wie Erbsen, Bohnen, Linsen und Kichererbsen kosten nur wenige Cents und sind doch Top-Stars unter den gesunden Lebensmitteln. Neuerdings interessieren sich viele Forscher dafür, warum Menschen, die oft Bohnen, Linsen oder Kichererbsen essen, eine schlankere Taille, einen niedrigeren Blutdruck und einen stabileren Blutzucker aufweisen als andere. Wahrscheinlich gibt es mehrere Gründe: So profitieren Fans dieser preiswerten Lebensmittel von ihrem hohen Gehalt an Ballaststoffen (Nahrungsfasern), die den Zuckerstoffwechsel regulieren.

Ideal bei längeren Esspausen

Hülsenfrüchte versorgen uns lange mit Energie. So ist man bei Fastenphasen am nächsten Tag noch gegen plötzliche Leistungstiefs gefeit. Für eine gute Verträglichkeit nicht gleich auf große Portionen Erbsen, Linsen oder Bohnen setzen, sondern die Menge langsam steigern.

- Zum Start einfach immer mal wieder ein, zwei Esslöffel Bohnen, Linsen oder Kichererbsen in Pasta-Soßen, Aufläufen, Suppen, Salaten und Ragouts verschwinden lassen.
- Für 2 Portionen Linsensalat mit Thunfisch etwa 100 g gekochte Kartoffeln vom Vortag würfeln und mit 2 EL kalt abgespülten Linsen aus der Dose, 1 TL Öl, 200 g kleingeschnittenen Tomaten und 100 g Thunfisch (naturell, Dose) mischen. Als Dressing 3 EL Joghurt mit ½ TL mildem Curry verrühren, mit einer Prise Zucker und Chili abschmecken und zum Salat geben.
- Für 2 Portionen Bohnen-Salat eine Schüssel mit Salatblättern auslegen. 100 g kalt abgespülte rote Dosenbohnen, 1 gewürfelte Orange, 1 TL gehackte Walnusskerne und 30 g zerbröckelten Feta zufügen. 2 EL Limettensaft mit 1 TL Walnussöl und Pfeffer verrühren und darüber geben.
- Für 2 Portionen Geflügelsalat 1 Paprikaschote in Streifen schneiden. Mit einer Hand voll Rucolablätter und 3 EL kalt abgespülten Kichererbsen aus der Dose mischen. 100 g gebratenes Hähnchenfleisch (z.B. Rest vom Grillhähnchen) darauf anrichten. 1 EL Erdnusscreme mit 1 Prise Chiliflocken, 1 Becher Joghurt und etwas Wasser glatt rühren. Das Dressing zum Salat geben.

Alle Ballaststoffquellen nutzen

Wer beim Kochen und Backen häufiger zu Zutaten greift, die reich sind an unverdaulichen Nahrungsfasern, wird schneller schlank! Steht auf der Packung »Ballaststoffquelle« oder eine andere Aussage, die für Verbraucher dieselbe Bedeutung hat, muss das Produkt mindestens 3 Gramm Ballaststoffe pro 100 Gramm oder mindestens 1,5 Gramm Ballaststoffe pro 100 (Kilo-)Kalorien enthalten.

Hitliste der Ballaststoffe*

- Inulin: 92 Gramm Ballaststoffe
  Das weiße Pulver löst sich schnell und spurlos auf. Passt überall.
- Johannisbrotkernmehl: 74 Gramm Ballaststoffe
  Anstelle von Mehl oder Stärke zum Andicken von Soßen und Cremes verwenden.
- Weizenkleie: 45 Gramm Ballaststoffe
  Der flockige Vollkornbestandteil schmeckt in Müsli und Quark.
- Leinsamen: 35 Gramm Ballaststoffe
  Ganze Körner sind gut im Brot, gemahlen passen sie in Müslimischungen.
- Kakaopulver: 33 Gramm Ballaststoffe
  Ideal für Getränke und Desserts, schmeckt prisenweise auch in dunklen Soßen.
- Weizenkeime: 16 Gramm Ballaststoffe
  Leckere Zutat für Quarkspeisen, Joghurt und Smoothies.
- Sojakerne, getrocknet: 17 Gramm Ballaststoffe
  Zum Knabbern auf den Salat geben.
- Weiße Bohnen, getrocknet: 17 Gramm Ballaststoffe
  Für Eintöpfe und Suppen zu empfehlen.
- Himbeere: 6,7 Gramm Ballaststoffe
  Duftend und säuerlich süß, gut in Desserts oder Salaten.
- Dicke Bohnen, frisch oder aus der Konserve: 3 Gramm Ballaststoffe
  Öfters essen, das herzhafte Gemüse sättigt gut.
- Apfel: 2,3 Gramm Ballaststoffe
  Fruchtig frische Ergänzung zu Desserts und Müsli.

* Die Angaben beziehen sich jeweils auf 100 Gramm des Nahrungsmittels

Gemüsebrühe

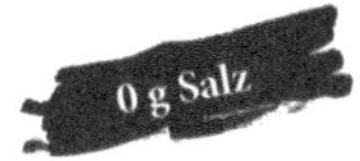

Etwa 3 Liter

500 g Sellerieknolle • 400 g Möhren • 2 Lauchstangen • 1 Pastinake • 2 Zwiebeln • 1 Knoblauchzehe • 3 Lorbeerblätter
1 TL Pfefferkörner • 1 Löffelspitze Kurkuma • ½ Bio-Zitrone
Eventuell Chiliflocken • falls gerade vorhanden, dann noch zusätzlich: Stiele von Petersilie, Liebstöckel, Estragon, Basilikum, Thymian oder Rosmarin, Schalen und Abschnitte von frischer Ingwerwurzel, Schalen und Putzreste von Fenchel, Kohlrabi, Brokkoli, Blumenkohl, Pastinaken, Zucchini oder Spargel • außerdem geeignet: Radieschenblätter, das Grün von frischen Möhren, Kohlrabiblätter, Stiele und Abschnitte von Champignons und anderen Pilzen.

Alle Gemüse und Putzreste gründlich waschen und klein schneiden. Mit 3 Litern kaltem Wasser zum Kochen bringen. Ungeschälte Knoblauchzehe, Lorbeerblätter, Pfefferkörner, Kurkuma und eventuell Chiliflocken hinzufügen.

Gemüse in flüssiger Form

Instant-Brühen enthalten bis zu 10 Gramm Kochsalz pro Liter. Konsumieren sollten wir nur 6 Gramm pro Tag. Weil die weißen Kristalle ähnlich wie Geschmacksverstärker wirken, regen sie bei vielen Menschen den Appetit an. Eine selbst gemachte Gemüsebrühe enthält Salz nur in winzigen Spuren. Sie schmeckt nicht nur um Längen besser als Pulverbrühe, sondern ist besonders blutdruckfreundlich. Denn durch den hohen Gemüseanteil liefert sie reichlich vom Mineralstoff Kalium, dem wichtigsten Gegenspieler des Kochsalzes. Dazu kommen weitere Mineralstoffe, Spurenelemente und bioaktive Pflanzenstoffe, die in gekauften Fertigprodukten nicht vorkommen.

Die Brühe etwa 40 Minuten bei geringer Hitze kochen. Die Temperatur ist korrekt, wenn nur langsam kleine Blasen aufsteigen.

Für den Geschmack am Schluss die Zitrone schälen und die Schale 5 Minuten mitköcheln lassen.

Die Brühe durch ein feines Sieb gießen. Mit etwas Zitronensaft und Pfeffer abschmecken.

Für den Vorrat die kochend heiße Brühe in saubere, heiß gespülte Gefäße füllen (siehe Seite 158). Oder portionsweise einfrieren. In Tassen oder Muffin-Formen gießen und gefrieren lassen. Aus der Form lösen, in Beutel stapeln und wieder einfrieren (4 bis 6 Monate haltbar).

Pro 100 Milliliter nur etwa 2 kcal; Eiweiß, Fett und Kohlenhydrate sind nur in Spuren enthalten.

Fleisch- und Geflügelbrühe

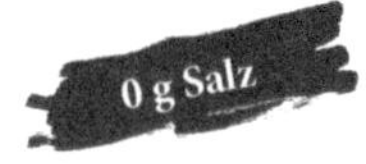

Etwa 2 Liter
750 g Rindfleisch zum Kochen (Beinscheibe, Querrippe oder Bug) plus 300 g Suppenknochen • Oder: 1 kg Hühnerklein (Rückenstücke, Flügel, Unterschenkel) • 2 Lorbeerblätter oder ½ TL Fenchel
350 g Suppengrün • 1 Zwiebel • 1 Bund glatte Petersilie

Rindfleisch und Knochen oder Hühnerklein kalt abspülen und in einem großen Topf mit 2,5 Litern kaltem Wasser zum Kochen bringen. Lorbeerblätter oder Fenchel hinzufügen. 1 Stunde im offenen Topf bei geringer Hitze garen. Die Temperatur ist richtig, wenn nur langsam kleine Blasen aus der Brühe aufsteigen.

Suppengrün putzen und grob zerkleinern. Zwiebel vierteln. Petersilienstiele abschneiden (Blätter anderweitig verwenden) und mit dem übrigen Gemüse in die Brühe geben. Weitere 30 Minuten offen leise kochen lassen.

Das gegarte Fleisch herausheben, von Haut und Knochen lösen und eventuell für ein anderes Gericht verwenden. Die Brühe durch ein feines Haarsieb in einen sauberen Topf gießen.

Zum Entfetten die heiße Brühe durch ein Fettabscheidekännchen gießen. Falls dieses nicht vorhanden ist, einen großen flachen Löffel so auf die Oberfläche legen, dass möglichst viel Fett, aber wenig von der Brühe hineinfließt. Einfacher ist es, die Brühe über Nacht kalt zu stellen. Dann lässt sich das erstarrte Fett mühelos und gründlich abheben.

Die Brühe ungesalzen aufheben. Für den Vorrat die kochend heiße Brühe in saubere, heiß gespülte Gefäße füllen (siehe »Kochen und Kühlen«, Seite 158). Oder portionsweise einfrieren. Einfach in Muffin-Formen gießen und gefrieren lassen. Aus der Form lösen, in Beutel stapeln und wieder einfrieren. Die Haltbarkeit beträgt 4 bis 6 Monate.
Die Nährwerte hängen erheblich davon ab, wie gut die Brühe entfettet wird. Wer gründlich vorgeht, kann mit einer sehr kalorienarmen Brühe rechnen.

Pro 100 ml etwa 4–13 kcal, 1 g Eiweiß, 0–1 g Fett, 0 g Kohlenhydrate, 0 g Salz

Klare Knochenbrühe

Auch ganz ohne Fleisch, einfach mit preiswerten Knochen, lässt sich für wenig Geld eine wunderbar aromatische und salzarme Basis für Schmorgerichte, Soßen, Dressings, Suppen oder Eintöpfe schaffen. Dafür die Brühe – wie im Rezept oben beschrieben – auf circa 1,5 Kilogramm Rinderknochen, vorzugsweise Roastbeef-Knochen, kochen. Die bestellt man am besten beim Fleischer vor. Sehr gute Brühen gelingen auch mit Wildknochen. Sind zum Beispiel Hirschstelzen im Angebot, dann unbedingt zugreifen. Wichtig: Die Knochen beim Kauf grob zerkleinern lassen, damit sie in den Topf passen.

Kräuter Panna Cotta

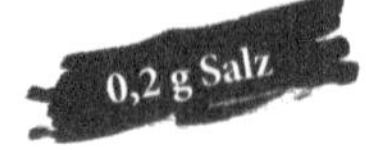

4 Portionen

4 Blatt weiße Gelatine • 500 g griechischer Joghurt (10 % Fett)
2 EL gehackte frische oder tiefgekühlte Kräuter (Sorte nach Saison) • ½ TL Zitronensaft • einige Salatblätter • 1 Kästchen Kresse

Gelatine in eine kleine Schale geben und mit etwa 6 Esslöffeln Wasser übergießen. Mindestens 10 Minuten zum Quellen stehen lassen. Joghurt mit den Kräutern vermischen, mit Zitronensaft abschmecken.

Die gequollene Gelatine in der Mikrowelle oder auf dem Herd bei mildester Hitze flüssig werden lassen. Löffelweise etwas vom Joghurt hineinrühren, dann die Mischung mit dem restlichen Kräuterjoghurt verrühren. So verhindert man, dass die Gelatine gerinnt.

Vier kleine Gefäße mit steiler Wand, zum Beispiel kleine Trinkgläser oder Dessertschälchen, kalt ausspülen und die Joghurtmischung einfüllen. Über Nacht im Kühlschrank fest werden lassen.

Zum Servieren vier Teller mit gewaschenen Salatblättern auslegen. Die Joghurtgefäße kurz in warmes Wasser tauchen und den Inhalt auf das Salatbett stürzen. Mit Kresse garniert servieren.

Pro Portion 157 kcal, 5 g Eiweiß, 12 g Fett, 4 g Kohlenhydrate, 0,2 g Salz

Tipp: Diese herzhafte Panna-Cotta-Variante schmeckt gut als leichte Vorspeise oder als Ergänzung zum Abendbrot.

Käse, salzarm

Käse sind oft sehr reich an Salz. Hier kommt eine frische Variante ganz ohne Salz – oder nach Bedarf mit einer kleinen Prise der weißen Kristalle.

Labneh mit Kräutern (Frischkäse arabischer Art)

0,2 g Salz

2 Portionen

2 Becher Joghurt (300 g, 3,5 % Fett) • 1 EL gehackte Kräuter, frisch oder tiefgekühlt

Den Joghurt mit den Kräutern verrühren. Ein Sieb über eine kleine Schüssel hängen, eine Filtertüte (für 4 Tassen) hineinsetzen. Die Joghurtmischung hineingießen.

Das Ganze etwa 8 Stunden abtropfen lassen. Dazu muss der Joghurt nicht in den Kühlschrank. Soll die Konsistenz noch fester werden, länger abtropfen lassen.

Die Menge ergibt etwa 100 Gramm Frischkäse mit circa 10 Prozent Fettanteil. Das simple Rezept gelingt auch mit griechischem Joghurt, eventuell zur Hälfte mit magerem Joghurt gemischt. Auch gut: Joghurts aus Ziegenmilch verwenden.

Pro Portion 104 kcal, 5 g Eiweiß, 5 g Fett, 6 g Kohlenhydrate, 0,2 g Salz

Tipp: Wer Knoblauch liebt, mischt eine junge gepresste Knoblauchzehe unter den Joghurt. Ein Klecks Labneh schmeckt gut auf Salaten oder als Brotaufstrich. Er ist auch ein blutdruckfreundlicher Ersatz für herkömmlichen Frischkäse.

Leckeres Gemüse

Ganz gleich, um welche Sorte es sich handelt: Gemüse steht im Mittelpunkt der blutdruckfreundlichen Ernährungsweise. Am besten so zubereiten, dass so wenig wie möglich von den guten Inhaltsstoffen verloren geht.

Gemüse vom Blech

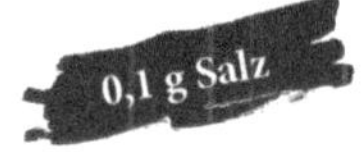

3 Portionen

1,2 kg Gemüse, zum Beispiel Hokkaidokürbis, Möhren, Pastinaken oder Blumenkohl • ½ EL frische Rosmarinnadeln • 1–2 Knoblauchzehen • 1 Löffelspitze Chili • 1 Prise Kurkuma • 2 EL Olivenöl

Das gewünschte Gemüse waschen, putzen und in flache Stücke zerteilen oder in Spalten schneiden. Gemüse auf ein mit Backpapier belegtes Blech legen.

Rosmarinnadeln fein hacken. Knoblauch abziehen und zerdrücken. Beides zum Öl geben, mit Chili und Kurkuma verrühren und die Gemüsespalten damit einstreichen. Das Gemüse in den vorgeheizten Ofen schieben und bei 200 Grad Celsius etwa 20 bis 25 Minuten backen.

Pro Portion 270 kcal, 6 g Eiweiß, 8 g Fett, 38 g Kohlenhydrate, 0,1 g Salz

Sommerbohnen

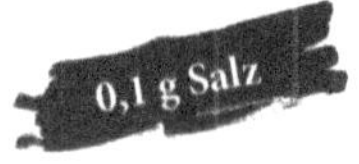

4 Portionen

800 g grüne Bohnen • 100 g Schalotten • 1 Stiel Bohnenkraut
½ TL Thymianblättchen • Schale von ¼ Bio-Orange • 1 EL Butter oder Margarine • 1 Becher griechischer Joghurt (150 g, 10 % Fett) • Pfeffer oder Chiliflocken

Bohnen waschen, putzen und in mundgerechte Stücke schneiden. In viel sprudelnd kochendes Salzwasser geben und etwa 8 bis 12 Minuten garen. Abgießen, kalt abspülen und abtropfen lassen.

Inzwischen Schalotten schälen und würfeln. Abgezupfte Bohnenkrautblätter, Lavendel und Thymianblätter fein zerkleinern und mit abgeriebener Orangenschale mischen.

Das Fett zerlassen, die Schalotten darin glasig dünsten und die Kräuter hineingeben. 1 bis 2 Minuten ziehen lassen. Joghurt hinzugeben und unter Rühren kurz erhitzen. Bohnen hinzufügen, erhitzen und dabei gut durchschwenken. Mit Pfeffer oder Chili würzen.

Pro Portion 147 kcal, 5 g Eiweiß, 7 g Fett, 12 g Kohlenhydrate, 0,1 g Salz

Geschmorte Rote Bete

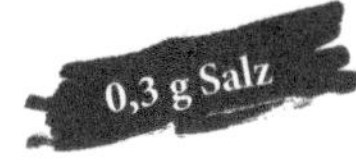

3 Portionen

1 Gemüsezwiebel • 2 große Rote Beten • 2 EL Öl • 1 EL milder Essig • ½ TL Honig • 2 TL salzarme Sojasoße • 1 TL Fenchelsamen • 1 kleines Stück frische Meerrettichwurzel • 1 EL Crème fraîche

Gemüsezwiebel schälen und in Ringe schneiden. Die Rote Bete mit dem Sparschäler schälen und das Fruchtfleisch in Spalten schneiden.

Öl in einem Topf erhitzen, Rote Bete darin unter Rühren kurz anbraten. Essig, Sojasoße und Fenchel hinzufügen. Etwa 100 Milliliter Wasser dazugießen.

Das Rote-Bete-Gemüse im geschlossenen Topf bei niedriger Hitze etwa 25 Minuten köcheln, bis es gar ist und die Flüssigkeit sirupartig eingekocht ist.

Meerrettichwurzel schälen und grob raspeln. Auf jede Portion Rote Bete einen kleinen Klecks Crème fraîche und einen Teelöffel Meerrettich geben.

Pro Portion 148 kcal, 2 g Eiweiß, 9 g Fett, 11 g Kohlenhydrate, 0,3 g Salz

Sauerkraut mit Datteln

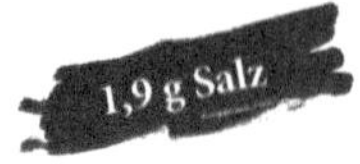

3 Portionen

200 g Zwiebeln • 20 g Gänseschmalz (oder 1 EL Rapsöl) • 1 Stück Ingwerwurzel (circa 30 g) • 50 g Datteln • 500 g Sauerkraut (flache Packung oder Dose) • 100 ml Fleischbrühe (selbst gekocht, Seite 205) • 1 Lorbeerblatt • Pfeffer oder Chilipulver

Zwiebeln schälen und in Scheiben schneiden. Das Schmalz in einem Topf erhitzen und die Zwiebeln darin bei kleiner Hitze glasig dünsten.

Ingwer schälen, fein hacken und kurz mitdünsten. Datteln, falls nötig, entsteinen. Fruchtfleisch in dünne Scheiben schneiden und zusammen mit dem Sauerkraut in den Topf geben.

Unter Wenden kurz weiterdünsten. Brühe und Lorbeer zum Kraut geben. Im geschlossenen Topf nach Geschmack 15 bis 20 Minuten bei mittlerer Hitze schmoren (rohes, frisches Sauerkraut braucht etwa doppelt so lange). Mit Pfeffer oder Chili abschmecken.

Pro Portion 165 kcal, 3 g Eiweiß, 7 g Fett, 15 g Kohlenhydrate, 1,9 g Salz

Tipps: Dazu passt mageres gekochtes Bauchfleisch, Wild, Gans oder Ente. Sauerkraut schmeckt aufgewärmt besonders gut und verliert, wenn es gekühlt aufgehoben wurde, kaum an Vitaminen.

Pürees als Beilage

Wer abends Kohlenhydrate sparen möchte und auf Reis, Pasta oder Pommes verzichtet, wird mit einem Gemüsepüree als Beilage auf blutdruckfreundliche Art satt und glücklich.

Süßkartoffelstampf

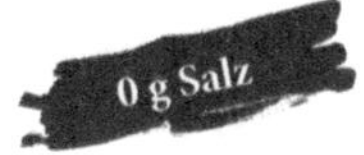

3 Portionen
2 Süßkartoffeln (circa 500 g) • 2 Zwiebeln • 1 Knoblauchzehe
1 Stück Ingwer (30 g) • ½ Bio-Orange • 150 ml Gemüsebrühe (siehe Seite 205) • Pfeffer • 20 g Butter

Süßkartoffeln, Zwiebeln, Knoblauch und Ingwer schälen und würfeln. Die Schale von der Hälfte der Orangehälfte fein abreiben.

Die Gemüsebrühe in einem Topf erhitzen. Alle vorbereiteten Zutaten hinzufügen und aufkochen. Im geschlossenen Topf etwa 20 Minuten bei milder Hitze kochen, bis das Gemüse weich ist.

Die Orangenhälfte auspressen. Das Gemüse mit dem Kartoffelstampfer zerkleinern. Mit Pfeffer und Orangensaft abschmecken. Kalte Butter unterrühren und servieren.

Pro Portion 252 kcal, 3 g Eiweiß, 7 g Fett, 41 g Kohlenhydrate, 0 g Salz

Schmeckt als würzige Beilage zu Fleisch, Fisch oder gebratenem Tofu anstelle von Kartoffeln, Reis oder Nudeln.
Ein Püree, das nur etwa zur Hälfte aus Kartoffeln besteht, hat nur halb so viele Kalorien wie das klassische Kartoffelpüree, liefert aber viele bioaktive Pflanzenstoffe und schmeckt – je nach Gemüsesorte – immer wieder anders.

Gemüsesoßen

Welche ist die beste Art, mehr Gemüse auf den Teller zu bringen? Die Antwort lautet: Das Gemüse in wenig Flüssigkeit garen, gut würzen und die Zutaten mit dem Mixer in eine cremige Soße verwandeln.

Gelbe Paprikasoße

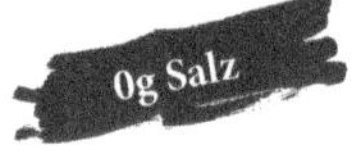

Für 3 Portionen

500 g gelbe Paprikaschoten • 3 Zwiebeln • 1 Knoblauchzehe • 175 ml Brühe (siehe Seite 205) • 1 Prise Zucker • 1 Löffelspitze Kurkuma • 1 Prise gemahlener Kreuzkümmel • Chili oder Cayennepfeffer

Paprikaschoten putzen und klein schneiden. Zwiebeln und Knoblauch abziehen und würfeln. Alle Gemüse mit heißer Brühe in einen Topf geben und etwa 15 Minuten lang bei milder Hitze mit Deckel garen.

Das Gemüse mitsamt der Garflüssigkeit mit dem Pürierstab oder im Mixer fein pürieren. Die Soße wieder erhitzen und mit etwas Zucker, Kurkuma, Kreuzkümmel und Chili oder Cayennepfeffer würzen.

Die Soße zum Anrichten mit gehackten Kräutern bestreuen. Falls vorhanden, mit Blüten und fein geschnittenem Grün der Kapuzinerkresse garnieren.

Pro Portion 58 kcal, 2 g Eiweiß, 0 g Fett, 8 g Kohlenhydrate, 0 g Salz

Tipp: Diese kräftig gelbe Soße passt wunderbar zu gedünstetem Fisch und Geflügel. Fein ist auch die Kombination mit Pellkartoffeln und Quark oder Hüttenkäse. Wer andere optische Kontraste setzen möchte, bereitet die Soße nach dem gleichen Rezept mit roten oder grünen Paprikaschoten zu.

Sommerliche Tomatensoße

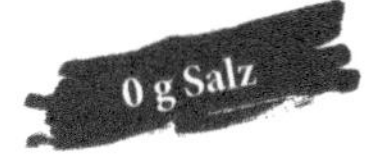

3 Portionen
500 g sonnenreife Fleischtomaten • 1 TL Zitronensaft • 1 TL Tomatenmark • Pfeffer • 2 EL Olivenöl • frisches Basilikum

Tomaten vierteln, die Kerne mit der Flüssigkeit entfernen und das Fruchtfleisch im Mixer pürieren.

Zitronensaft, Tomatenmark und Pfeffer hinzugeben. Weitermixen und das Öl tropfenweise hinzufügen. Die Soße bei schwacher Hitze erwärmen. Nicht kochen. Mit fein geschnittenen Basilikumblättern anrichten.

Pro Portion 94 kcal, 2 g Eiweiß, 7 g Fett, 4 g Kohlenhydrate, 0 g Salz

Tipp: Schmeckt gut zu Spaghetti, zu Reisgerichten und zu hellen Gemüsesorten.

Kürbissoße mit Sternanis

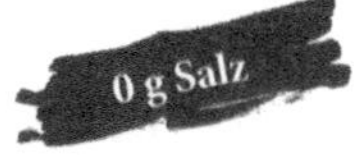

4 Portionen
1 Stück Kürbis (zum Beispiel Butternut oder Muskatkürbis, etwa 400 g) • 2 Zwiebeln • 1 Knoblauchzehe • 175 ml Fleisch- oder Gemüsebrühe (siehe Seite 205/206) • ½ Bio-Zitrone • 2 Lorbeerblätter • 2 Sternanis • 1 Prise Piment • Chili oder Cayennepfeffer • Glatte Petersilie

Kürbis putzen, Kerne entfernen und das Fruchtfleisch klein schneiden. Zwiebeln und Knoblauch abziehen und würfeln. Beides mit heißer Brühe, einem Stück dünn abgeschälter Zitronenschale, Lorbeerblättern und Sternanis in einen Topf geben. 20 Minuten bei milder Hitze im geschlossenen Topf garen.

Zitronenschale, Lorbeerblätter und Sternanis entfernen. Das Gemüse mitsamt der Garflüssigkeit mit dem Pürierstab oder im Mixer pürieren.

Die Soße wieder erhitzen und mit Zitronensaft, Piment und Chili oder Cayennepfeffer abschmecken. Mit gehackter Petersilie garnieren.

Pro Portion 35 kcal, 1 g Eiweiß, 0 g Fett, 6 g Kohlenhydrate, 0 g Salz

Tipp: Die Kürbissoße bildet optisch und kulinarisch einen schönen Kontrapunkt zu hellem, mildem Gemüse wie etwa Schmorgurken, Kohlrabi oder gedünstetem Chinakohl. Auch gebratenes Geflügel profitiert vom sanftsüßlichen Aroma dieser Soße.

Brokkolisoße

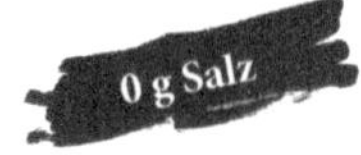

3 Portionen
250 g Brokkoli • 1 Zwiebel • ½ Birne • 150 ml Brühe (siehe Seite 205) • Zitronensaft, Pfeffer • 1 TL Sesamsaat

Brokkoli putzen und in kleine Stücke schneiden. Zwiebel abziehen und fein würfeln. Birne schälen, entkernen und klein schneiden.

Das vorbereitete Gemüse mit der Birne in die heiße Brühe geben und im geschlossenen Topf etwa 15 Minuten weich kochen.

Alles im Mixer oder mit dem Pürierstab fein pürieren. Die fertige Brokkolisoße mit Zitronensaft und Pfeffer abschmecken. Mit Sesam bestreut anrichten.

Pro Portion 49 kcal, 2 g Eiweiß, 1 g Fett, 6 g Kohlenhydrate, 0 g Salz

Diese kräftig-grüne Soße schmeckt auch Zeitgenossen, die keine besonderen Brokkoli-Fans sind, weil die natürliche feine Süße der Birne die Bitternoten des Gemüses mildert. Die Soße passt gut zu gekochten Eiern, Pfannkuchen, Nudeln, gedünstetem Fisch und zu Reisgerichten.

Vielseitig verwendbar

Diese cremig-leichte Soße schmeckt zu jeder Jahreszeit, passt zu Fleisch, Fisch und auch vegetarischen Gerichten wie etwa Tofu. Man kann sie auch mit Joghurt oder einem kleinen Schuss Sherry oder Vermouth verfeinern.

Suppengrünsoße

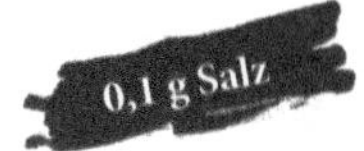

3 Portionen

500 g Suppengrün • 2 Zwiebeln • 2 EL Öl • 175 ml Brühe (siehe Seite 205) • 1 Prise Kurkuma • 1 Bund Petersilie • Pfeffer, Muskat oder Piment

Suppengrün putzen und klein schneiden. Zwiebeln abziehen und fein würfeln. Alles in einem Topf in heißem Öl unter Rühren 3 Minuten andünsten.

Brühe dazugießen, Kurkuma hinzufügen, aufkochen und etwa 15 bis 20 Minuten bei milder Hitze im geschlossenen Topf garen.

Wenn das Gemüse weich ist, dieses mit der Garflüssigkeit mit dem Pürierstab oder im Mixer fein pürieren. Die abgezupften Petersilienblättchen hinzufügen und noch einmal kräftig durchmixen. Die Soße wieder erhitzen und mit Pfeffer und Muskat oder Piment abschmecken.

Pro Portion 105 kcal, 2 g Eiweiß, 7 g Fett, 7 g Kohlenhydrate, 0,1 g Salz

Suppengrün wird in Bunden oder Paketen angeboten, die – je nach Jahreszeit – unterschiedlich groß ausfallen. Auf ein paar Gramm mehr oder weniger kommt es nicht an, sollte die Soße zu dünn- oder zu dickflüssig geraten, hilft ein Trick: Beim Pürieren einen Teil der Garflüssigkeit zurückbehalten und diese nach und nach unterrühren, bis die richtige Beschaffenheit der Soße erreicht ist.

Italienische Allzweckwaffe

Ein würziges Pesto aus jungen Grünkohlblättern gibt Nudelgerichten, Eintöpfen und Suppen einen würzigen Kick. Schon ein kleiner grüner Klecks hebt das Aroma salzarmer Gerichte und liefert wertvolle Pflanzenstoffe.

Grünkohl-Pesto

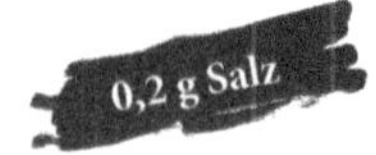

3 Portionen

25 g Haselnüsse • 50 g Grünkohlbätter (ohne Stiele, frisch oder aufgetaut) • 5 EL Rapsöl • 25 g geriebenen Parmesan • ½ Zitrone • 1–2 TL geriebene Orangenschale

Haselnüsse ohne Fett in der Pfanne oder im Backofen bei 180 Grad Celsius rösten, bis sie duften.

Grünkohl fein schneiden und zusammen mit 4 Esslöffeln Öl im Blitzhacker pürieren. Falls das Püree zu fest ist, mit 1 bis 2 Esslöffeln Wasser glatt rühren.

Parmesan hineinreiben, den ausgepressten Zitronensaft und die geriebene Orangenschale unterrühren.

In ein schmales hohes Gefäß füllen, einen Esslöffel Öl darübergeben. Das sorgt für den Abschluss von Sauerstoff. Das Pesto über Nacht durchziehen lassen.

Pro Portion 273 kcal, 4 g Eiweiß, 28 g Fett, 1 g Kohlenhydrate, 0,2 g Salz

Das Pesto schmeckt gut zu Hülsenfruchtgerichten und zu milden Gemüsesorten. Wer mag, gibt noch ein paar Tropfen geröstetes Sesamöl hinzu.

Multikorn-Müsli

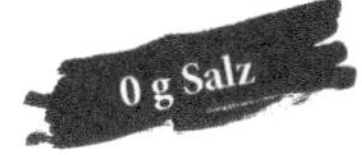

15 Portionen à circa 50 g

250 g feine Haferflocken • 250 g Dinkelflocken • 50 g Kürbiskerne • 50 g Buchweizenkörner • 100 g Leinsaat • 1 EL Weizenkleie • 100 g geröstete, ungesalzene Erdnusskerne

Backofen auf 200 Grad Celsius vorheizen. Die Flocken, die Kürbiskerne und Buchweizenkörner auf einem mit Backpapier ausgelegten Backblech ausbreiten. In den vorgeheizten Ofen schieben und etwa 5 Minuten backen. Flocken und Kerne sollen nicht braun werden, sondern an Aroma zunehmen; der Buchweizen wird durch das Erhitzen knusprig.

Leinsaat im Blitzhacker oder in einer Kaffeemühle mit Schlagwerk fein mahlen. Mit Weizenkleie und Erdnusskernen in einer großen Schüssel mischen. Die abgekühlte Flockenmischung untermengen.

Das Müsli für den Vorrat in eine Dose füllen, kühl aufheben. Ist kein kühler Raum vorhanden, den Müslivorrat im Gemüsefach des Kühlschranks lagern.

Pro Portion 227 kcal, 9 g Eiweiß, 9 g Fett, 23 g Kohlenhydrate, 0 g Salz

Müsli und Co.

Die Packungen sind bunt und verlockend. Doch sogenannte Frühstücks-Cerealien enthalten oft zu viel Fett, Salz und Zucker. Für eine blutdruckfreundliche Ernährungsweise sollte man daher lieber auf Vollkorn umsteigen.

Selbst gemachte Mischungen aus Flocken, Samen und Kernen sind ideal, wenn man preiswert, bequem und blutdruckgerecht essen möchte. Ein solcher Getreidemix liefert reichlich Ballast und günstige Pflanzenstoffe. Zusammen mit Obst und mageren Milchprodukten entsteht im Handumdrehen eine ideale Nährstoffkombination, die gut sättigt und einen lange bei Laune hält.

Porridge für Eilige

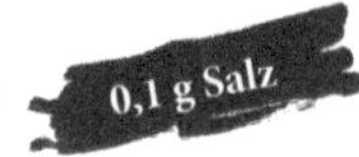

1 Portion

30 g Haferflocken • 100 g Beeren, zum Beispiel frische oder aufgetaute Himbeeren, Blaubeeren oder Johannisbeeren • 2 EL Joghurt (3,5 % Fett)

Haferflocken in eine kleine Schale geben und so viel kochend heißes Wasser darüber gießen, dass die Flocken gerade bedeckt sind. 3 bis 5 Minuten warten, bis die Flocken gut gequollen sind.

Beeren in einen tiefen Teller geben. Die Haferflocken aus der Schale auf den Teller gleiten lassen und den Joghurt hinzufügen.

Pro Portion 189 kcal, 7 g Eiweiß, 4 g Fett, 24 g Kohlenhydrate, 0,1 g Salz

Tipps: Je nach Geschmack süßen. Dabei bitte beachten: Obstdicksäfte wie etwa Agavendicksaft sind aufgrund des hohen Fruktosegehalts für eine blutdruckfreundliche Ernährungsweise ungeeignet.

Wer mag, würzt die Haferflocken mit Vanille, einer Prise Chili und/oder Zimt. Eine Prise Kurkuma sorgt für eine appetitliche gelbe Farbe. Der volle Geschmack der Gewürze hilft auch beim Zuckersparen.

Leinsamen

Leinsamen zählt zu den wichtigsten unter den gesunden Lebensmitteln. Knapp 40 Prozent der goldbraunen Samenkörner sind nützlicher Ballast. Mit etwa 30 Prozent steckt auch reichlich Fett im Leinsamen. Die unscheinbaren preiswerten Körner liefern die sonst in unserer Ernährung oft knappen Omega-3-Fettsäuren, allen voran die Alpha-Linolensäure. Menschen mit hohem Blutdruck und Arteriosklerose profitieren von dem günstigen Nährstoff-Mix.

Gewürfeltes Buchweizen-Porridge

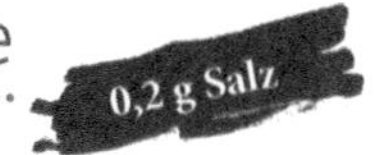

4 Portionen
2 Bio-Orangen • ½ Vanilleschote • 1 Prise Chilipulver
250 g Buchweizengrütze • 4 EL Zuckerrübensirup • 500 ml Milch

Eine Orange heiß abwaschen und die Schale mit einem Zestenreißer oder einem Sparschäler fein abschälen, anschließend beiseitelegen. Beide Orangen so dick schälen, dass die weiße Haut mit entfernt wird. Fruchtfilets herausschneiden.

Buchweizen mit Orangenschale, der längs aufgeschlitzten Vanilleschote und Chili in einem Liter Wasser langsam zum Kochen bringen. Bei kleiner Hitze zu einem steifen Brei ausquellen lassen. Vanilleschote entfernen.

Den Buchweizenbrei in eine große, flache Schüssel gießen und erkalten lassen. Mit einem Messer in mundgerechte Würfel schneiden und auf vier Suppenteller verteilen.

Milch – nach Wunsch – eventuell erhitzen. Auf jede Portion Porridge ein Viertel der Orangenfilets, einen Esslöffel Rübensirup und ein Viertel der Milch geben.

Pro Portion 374 kcal, 10 g Eiweiß, 5 g Fett, 67 g Kohlenhydrate, 0,2 g Salz

Das Porridge lässt sich gut auf Vorrat kochen, es hält sich im kalten Kühlschrank mindestens 3 Tage. Nach der Methode »Kochen und Kühlen« abgepackt, sogar mehrere Wochen.

Mach Deinen Proviant lieber selbst

Wer sich auf Dauer von Restaurant-, Backshop- oder Schnellimbiss-Mahlzeiten ernährt, nimmt leicht zu und konsumiert garantiert mehr Salz als nötig. Auch mit Aufschnitt belegte Brote, die zu Hause zubereitet wurden, liefern oft üppige Salzmengen. Die bezahlbare leckere Alternative: Blutdruckfreundlichen Proviant von daheim mitbringen. Dass der keine Notlösung sein muss, zeigen die Rezepte für vegetarische Dips. Sie schmecken gut zu Vollkorn- oder Knäckebrot und lassen sich mit rohen Gemüsesticks lecker aufdippen. Geeignet sind längs geschnittene Möhren, Selleriestangen, Paprikastreifen, Chicoréeblätter, Gurken-, Kohlrabi- und Zucchinisticks. Zum Mitnehmen die Dips in ein Schraubglas füllen. Die Gemüsesticks am Vorabend in eine Plastikdose oder in einen Tiefkühlbeutel packen.
Handlich zugeschnittenes rohes Gemüse mit einem Dip schmeckt nicht nur als Proviant fürs Büro, sondern auch als Vorspeise. Die erfrischende Knabberkost gibt den Zähnen etwas zu tun, während man aufs Hauptgericht wartet.

Süßkartoffel-Erdnuss-Dip

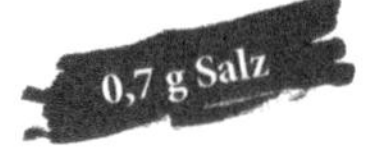

3 Portionen

1 Süßkartoffel (circa 350 g) • 100 g geröstete, ungesalzene Erdnüsse • 1 Knoblauchzehe • 100 g Joghurt (3,5 % Fett) • 2 EL salzarme Sojasoße • Pfeffer, Zitronensaft

Die Süßkartoffel schälen, klein schneiden und in wenig Salzwasser 15 Minuten zugedeckt garen. Die Erdnüsse im Blitzhacker zerkleinern.

Die gegarten Süßkartoffeln etwas abkühlen lassen und abgetropft zusammen mit den Erdnüssen, geschältem Knoblauch, Joghurt und Sojasoße im Blitzhacker oder mit der Küchenmaschine pürieren. Mit Pfeffer und Zitronensaft abschmecken.

Pro Portion 366 kcal, 13 g Eiweiß, 19 g Fett, 31 g Kohlenhydrate, 0,7 g Salz

Currycreme mit Walnusskernen

2 Portionen
1 kleine Dose weiße Bohnen • 100 ml Tomaten- oder Gemüsesaft • 1 EL Lein-, Nuss- oder Kürbiskernöl • 1 EL Crème fraîche
2 EL Walnusskerne • 1 Prise Zucker • 1 EL Currypulver

Bohnen in einem Sieb abtropfen lassen, mit Gemüsesaft, Öl und Crème fraîche in ein Gefäß geben. Mit dem Pürierstab oder in der Küchenmaschine fein zerkleinern.

Die Walnusskerne hacken und unter die Creme heben. Mit einer Prise Zucker und reichlich Curry kräftig abschmecken.

Pro Portion 373 kcal, 15 g Eiweiß, 21 g Fett, 28 g Kohlenhydrate, 1,2 g Salz

Scharfe Möhrencreme

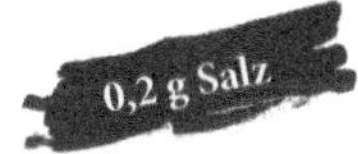

2 Portionen
400 g Möhren (auch gut: Steckrübe) • 150 ml Gemüsebrühe (siehe Seite 205) • ¼–½ gestrichener TL Guarkernmehl (aus dem Drogeriemarkt oder Reformhaus) • 100 g Joghurt (3,5 % Fett)
2 EL Weizenkeime • 1 Stück frische Meerrettichwurzel (etwa 5 cm) • Saft von ½ Limette oder Zitrone • Pfeffer

Möhren schälen, klein schneiden und in der Brühe 15 Minuten garen.Das Gemüse in der Brühe kurz abkühlen lassen und zusammen mit Guarkernmehl, Joghurt und Weizenkeimen fein pürieren.

Meerrettichwurzel schälen, auf dem Gemüsehobel fein raspeln und unter die Möhrencreme mischen. Mit Limettensaft und reichlich Pfeffer kräftig abschmecken.

Pro Portion 152 kcal, 6 g Eiweiß, 3 g Fett, 19 g Kohlenhydrate, 0,2 g Salz

Salatdressings

Gekaufte Salatsoßen sind oft nicht nur sehr kalorienreich, sie liefern dazu auch eine Menge Salz. Dem Blutdruck zuliebe lohnt es sich, originell gewürzte Hausmachervarianten auszuprobieren.

Salatsoße für den Vorrat

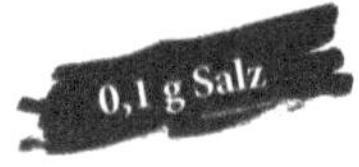

8 Portionen

2 rote Zwiebeln • 1 kleine Birne • 2 TL Stärke • 500 ml Gemüsebrühe (siehe Seite 205) • 1 Prise Kurkuma • 1 Zitrone • Pfeffer
1 EL Senf • 2 EL Öl (Sorte nach Wahl)

Zwiebeln fein würfeln. Birne schälen, entkernen und würfeln. Stärke mit wenig kaltem Wasser glatt rühren.

Gemüsebrühe mit Kurkuma, Zwiebelwürfeln und Birne etwa 3 Minuten kochen, die Stärke einrühren und noch einmal aufkochen. Abkühlen lassen, Senf hinzufügen und alles im Mixer oder mit dem Pürierstab kräftig aufmixen.

Die Salatsoße mit Zitronensaft und Pfeffer abschmecken. In ein Schraubglas füllen. Im Kühlschrank aufbewahrt bleibt sie etwa eine Woche lang frisch. Vor dem Verwenden im Schraubglas noch einmal aufschütteln.

Pro Portion 44 kcal, 0 g Eiweiß, 3 g Fett, 4 g Kohlenhydrate, 0,1 g Salz

Tipp: Das Dressing lässt sich immer wieder abwandeln. Allerdings sollte man zerdrückten Knoblauch, gehackte Kräuter oder fein gehackte, getrocknete Tomaten erst kurz vor der Verwendung dazugeben: Mit diesen Zutaten hält sich die Soße nicht so lange, man muss sie innerhalb von 2 bis 3 Tagen verbrauchen.

Avocado-Dressing mit Leinöl

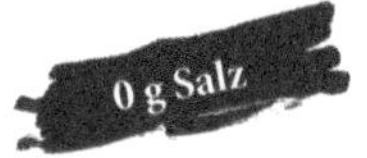

4 Portionen
½ weiche Avocado • 1 Orange • 150 g Joghurt (3,5 % Fett)
½ Knoblauchzehe • 1 EL Leinöl • Pfeffer • 1 EL gehackte Kräuter (zum Beispiel Petersilie, Estragon, Liebstöckel, Kresse, Schnittlauch)

Die Avocado schälen, klein schneiden. Die Orange auspressen. Avocado und Saft mit Joghurt, Knoblauch und Leinöl in ein Gefäß geben. Alles pürieren und für eine schaumige Beschaffenheit kräftig durchmixen.

Die Soße mit Pfeffer abschmecken, noch einmal durchmixen und mit Kräutern vermischt servieren.

Pro Portion 100 kcal, 2 g Eiweiß, 7 g Fett, 5 g Kohlenhydrate, 0 g Salz

Dieses Dressing passt zu frischen Blattsalaten und zu Rohkost.

Senf-Dill-Dressing

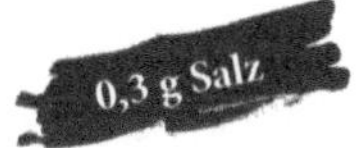

3 Portionen
1 EL milder Senf • 1 EL Zucchinipüree (oder anderes Gemüsepüree, siehe Seite 168) • 2 EL Zitronensaft • 100 ml Buttermilch
Pfeffer • 1 Prise Zucker • 2 EL Rapsöl • 1 Bund Dill

Senf mit Zucchinipüree, Zitronensaft und Buttermilch in einen Mixbecher geben. Das Ganze pürieren und für eine cremige Beschaffenheit kräftig durchmixen.

Das Dressing mit Pfeffer und einer Prise Zucker abschmecken. Öl hinzufügen und noch einmal aufmixen.

Den Dill waschen, trockenschütteln und grobe Stiele entfernen. Das Grün fein hacken und untermischen.

Pro Portion 88 kcal, 2 g Eiweiß, 7 g Fett, 3 g Kohlenhydrate, 0,3 g Salz

Gut zu Blattsalaten, Chicorée, Radicchio, Frisée- und Eisbergsalat. Passt auch zu Bratfisch und zu Pellkartoffeln.

Milde Nussöl-Vinaigrette

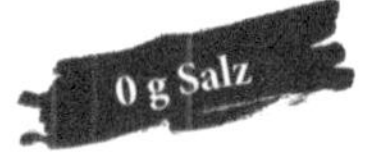

4 Portionen
2 unbehandelte Orangen • 1 Zitrone • 3–4 Datteln (etwa 30 g)
½ TL scharfer Senf • Pfeffer • 2 EL Haselnuss- oder Walnussöl

Eine Orange heiß abwaschen und etwa einen halben Teelöffel Schale abreiben. Beide Orangen und die Zitrone auspressen. Datteln entsteinen und klein schneiden.

Saft und Schale der Orangen mit den Dattelstücken in einen Mixbecher geben. Senf hinzufügen. Durchpürieren. Mit Pfeffer kräftig abschmecken. Das Öl hinzufügen und noch einmal gründlich aufmixen.

Pro Portion 92 kcal, 1 g Eiweiß, 5 g Fett, 10 g Kohlenhydrate, 0 g Salz

Das Aroma von Nussölen passt gut zu frisch geraspelter Rohkost aus Sellerie, Steckrübe, Möhren, Süßkartoffeln und Zucchini.

Salate nach Saison

Genießer mit hohem Blutdruck lassen sich im Sommer üppige Portionen Blattsalat schmecken. In der kalten Jahreszeit sind Rohkostsalate aus Wintergemüsen günstiger. Besonders gut schmecken geraspelte oder fein geschnittene rohe Möhren, Sellerie, Fenchel, Porree, Weiß-, Spitz- oder Rotkohl. In diesen deftigen und preisgünstigen Gemüsesorten stecken reichlich Ballaststoffe, außerdem enthalten sie – im Vergleich zu Blattsalaten, die aus dem Treibhaus kommen – mehr anregende ätherische Öle und ein Vielfaches an Vitaminen.

Roter Wintersalat

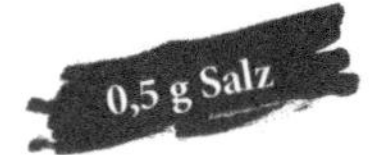

3 Portionen

2 kleine Rote Bete (circa 200 g) • 1 Stück vom Rotkohl (circa 150 g) 1 mittelgroße Möhre • 1 EL Öl • 1 EL milder Essig • 1 EL salzarme Sojasoße • ½ TL Zucker • Pfeffer • 1 Lauchzwiebel • 1 Becher Joghurt (150 g, 3,5 % Fett)

Rote Bete mit dem Sparschäler schälen und grob raspeln. Den Kohl in hauchdünne Streifen schneiden. Die Möhre auf dem Gemüsehobel oder mit dem Sparschäler fein hobeln.

Alle Gemüse mit Essig, Öl und Sojasoße mischen. Mit Zucker und Pfeffer würzen.

Die Lauchzwiebel putzen und in feine Ringe schneiden. Die weißen Teile unter den Salat mischen.

Zum Servieren den Salat auf drei Teller verteilen. Auf jede Portion etwas Joghurt geben und den Salat mit grünen Zwiebelringen garnieren.

Pro Portion 120 kcal, 4 g Eiweiß, 5 g Fett, 11 g Kohlenhydrate, 0,5 g Salz

Tipp: Schmeckt auch gut mit Rosinen und mit Kreuzkümmel gewürzt.

Kohlrabi-Rohkost mit Schwarzkümmel

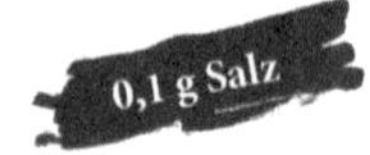

3 Portionen
2 Kohlrabi à circa 350 g • 2 EL Weißweinessig • 2 EL Rapsöl
1 Prise Zucker • Pfeffer • 1 kleine, rote Paprikaschote
1 TL Schwarzkümmel (aus dem Asiamarkt oder Internet)

Kohlrabi schälen und grob raspeln. Mit Essig, Öl, Zucker und Pfeffer vermischen und in Portionsschalen verteilen.

Die Paprikaschote waschen, entkernen und in sehr kleine Würfel schneiden. Die Kohlrabi-Rohkost mit Schwarzkümmel und Paprikawürfeln bestreut servieren.

Pro Portion 123 kcal, 3 g Eiweiß, 8 g Fett, 7 g Kohlenhydrate, 0,1 g Salz

Schwarzkümmelsamen *(Semen Nigellae sativae)* geben dieser attraktiven rot-weißen Rohkost den besonderen Geschmack und mit ihren schwarzen Punkten auch optisch einen besonderen Kick.

Spitzkohlsalat mit Kümmel

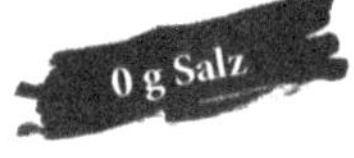

3 Portionen
½ kleiner Spitzkohl (etwa 300 g) • 1 EL heller Essig • 1 EL Öl
½ TL Zucker • etwa ½ TL Kümmel (nach Belieben mehr, ersatzweise Fenchel)

Den Strunk aus dem Spitzkohl schneiden, die Blätter fein hobeln oder in Streifen schneiden. Mit Essig, Öl und Zucker vermischen.

Den Kümmel zerkleinern. Das geht am besten in einer Pfeffermühle oder im Mörser. Das Gewürz zum Salat geben und mindestens 30 Minuten, besser etwas länger, durchziehen lassen.

Pro Portion 66 kcal, 2 g Eiweiß, 3 g Fett, 4 g Kohlenhydrate, 0 g Salz

Iss mehr Grobes!

Unsere steinzeitlichen Vorfahren muteten dem Körper bei der Verdauung viel mehr Arbeit zu, als wir es heute tun. Sie kannten weder Zucker, weißes Mehl noch Pasta mit Sahnesoße. Stattdessen standen Blätter, Wurzeln, Samen, Beeren und andere Naturprodukte auf dem Speisezettel. Wetten, dass unsere Ahnen bei diesem Speisezettel keine Figursorgen hatten?!

Für alle, die es genauer wissen möchten

Fein ist schlecht für die Figur

Für den Stoffwechsel stellt es durchaus einen Unterschied dar, ob zum Beispiel Getreide grob oder fein zerkleinert, roh, gekocht oder gebacken auf den Tisch kommen. Rohkost, die man lange kauen muss und langsam verdaut, kann den Blutzucker nicht blitzartig in die Höhe treiben. Und um ganze Körner zu zerlegen, benötigen die Verdauungssäfte eben viel mehr Zeit, als dafür, einer Scheibe Weißbrot die Nährstoffe zu entziehen. Der Grund liegt in der harten Zellstruktur der Pflanzen, die wie eine Barriere wirken. Sie sorgt dafür, dass die Nährstoffe nur tröpfelnd langsam in die Blutbahn gelangen und den Blutzuckerspiegel für Stunden stabil halten. Dann kommt der physische Hunger erst wieder, wenn alle Vorräte verbraucht sind.

Vollkorn nicht nur im Brot

Kann der Verzehr von Vollkornprodukten helfen, meinen Blutdruck zu senken? Dafür spricht vieles! Vorausgesetzt, es handelt sich wirklich um vollständige Körner mit Keim und Schale. Echte Vollkornmehle und ganze Körner helfen bei der Gewichtskontrolle, weil sie gut sättigen. Außerdem liefern sie reichlich Kalium, einen Mineralstoff, der hilft, den Blutdruck im gesunden Bereich zu halten. Vielleicht das Wichtigste: Vollkorn hilft durch eine Vielzahl an Biostoffen beim Schutz der Blutgefäße.
Ganze Getreidekörner lassen sich, ähnlich wie Reis, als Beilage kochen. Die Kochzeiten sind länger als beim Reis und je nach Getreidesorte unterschiedlich. Doch gekochtes Getreide vertreibt den Hunger viel nachhaltiger als Reis. Die Körner lassen sich vielseitig verwenden. Mit Zwiebeln und Kräutern angedünstet, ergeben sie herzhafte Beilagen zu Gemüse, Fisch oder Fleisch. Mit frischem oder tiefgekühltem Gemüse und etwas Brühe wird blitzschnell ein Eintopf daraus. Eine Handvoll Körner verfeinert auch frische Salate und gibt ihnen »Biss«.

Rohkost mit Zartweizen

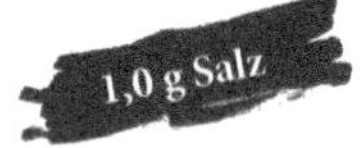

2 Portionen
100 g Zartweizen (Weizenreis beziehungsweise Ebly)
1 Prise Kurkuma • 50 g Rucola (Rauke) • ½ Kohlrabi • 1 Möhre
150 g Tomaten • 1 Dose Mais (140 g Abtropfgewicht)
2–3 EL Weißweinessig • 1 TL Senf • 1 EL salzarme Sojasoße
1 Prise Zucker • Pfeffer • 2 EL Rapsöl • Kräuter der Saison

Zartweizen in Wasser mit einer Prise Kurkuma 10 Minuten garen, abgießen und in einem Sieb abtropfen lassen.

Rucola waschen, putzen und auf zwei großen Tellern ausbreiten. Kohlrabi und Möhre separat schälen, grob raspeln und auf die Blätter geben. Tomaten waschen und grob würfeln. Mais abtropfen lassen. Den Weizen mit Mais und Tomaten auf der Rohkost anrichten.

Für die Salatsoße Essig in eine kleine Schale geben, Senf, Sojasoße, Zucker und Pfeffer unterrühren. Das Öl unterschlagen, bis eine cremige Soße entsteht.

Den Salat mit der Soße übergießen und mit den grob gezupften Kräuterblättchen bestreut servieren.

Pro Portion 377 kcal, 10 g Eiweiß, 11 g Fett, 51 g Kohlenhydrate, 1,0 g Salz

Körner kochen für den Vorrat

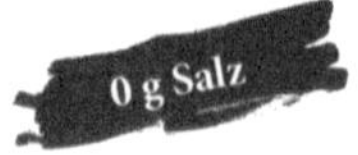

10 Portionen
500 g Getreidekörner, zum Beispiel Weizen, Dinkel, Emmer, Einkorn oder Kamut (aus dem Bioladen oder Reformhaus) • Gewürze nach Geschmack: für eine herzhafte Variante zum Beispiel Kümmel, Chili, Fenchel, Koriander, Lorbeerblätter, Rosmarin oder Thymian, für eine süße Variante beispielsweise Anis, Ingwer, Zimt, Kardamom oder Vanille nehmen.

Die Körner in einen Kochtopf geben, reichlich mit Wasser bedecken und über Nacht zum Quellen stehen lassen.

Mit der Einweichflüssigkeit und dem ausgewählten Gewürz zum Kochen bringen. 40 bis 60 Minuten bei milder Hitze garen.

Die fertig gegarten Körner gleich verbrauchen oder mit Flüssigkeit nach der Methode »Kochen und Kühlen« (siehe Seite 158) kochend heiß abfüllen und abgekühlt im Kühlschrank aufheben. Wer wenig Platz in diesem hat, kann die Körner auch abgießen und abgetropft portionsweise einfrieren. Die Haltbarkeit beträgt etwa 6 Monate.

Buchweizen

Ganze Körner im Sieb waschen, in der zweieinhalbfachen Menge Wasser oder in selbst gemachter Brühe in 15 Minuten al dente kochen.

Pro Portion 175 kcal, 5 g Eiweiß, 1 g Fett, 35 g Kohlenhydrate, 0 g Salz

Grünkern

1 bis 2 Stunden einweichen, in viel Wasser 45 Minuten kochen.

Pro Portion 173 kcal, 5 g Eiweiß, 1 g Fett, 32 g Kohlenhydrate, 0 g Salz

Hafer

In viel Wasser oder Brühe 30 bis 40 Minuten kochen. Vorher nicht einweichen!

Pro Portion 175 kcal, 5 g Eiweiß, 3 g Fett, 28 g Kohlenhydrate, 0 g Salz

Hirse

In der zweieinhalbfachen Menge Wasser oder selbst gemachter Brühe 20 Minuten al dente kochen.

Pro Portion 177 kcal, 4 g Eiweiß, 2 g Fett, 32 g Kohlenhydrate, 0 g Salz

Perlgraupen

In viel Wasser 30 bis 40 Minuten kochen, in einem Sieb abgießen, kalt abspülen.

Pro Portion 176 kcal, 5 g Eiweiß, 1 g Fett, 35 g Kohlenhydrate, 0 g Salz

Quinoa

Vor dem Kochen in einem Sieb heiß abspülen, mit der 1,4-fachen Menge Wasser 20 Minuten lang bei milder Hitze garen. Vom Herd nehmen, mit einer Gabel auflockern.

Pro Portion 184 kcal, 6 g Eiweiß, 3 g Fett, 31 g Kohlenhydrate, 0 g Salz

Rezepteregister

Sachregister